Nicole Osterholz

BEGLEITEN DÜRFEN.

DIE FORTSETZUNG VON „MEHR ZEIT FÜR DIE PFLEGE!"

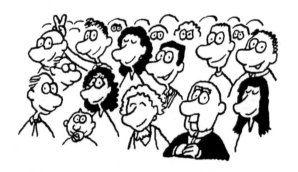

Eine persönliche Frage an alle:

Wie möchten wir alt werden?

Und wie nicht?

ICOLE OSTERHOLZ, ALTONAER STR. 66, 20357 HAMBURG, MAIL@OSTERHOLZ-PROJEKTMANAGEMENT.DE

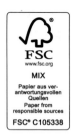

Impressum

Autorin: Nicole Osterholz

Zeichnungen: Werner Tiki Küstenmacher

Herstellung und Verlag: BoD - Books on Demand GmbH, Norderstedt

Bibliografische Information der Deutschen Nationalbibliothek:
Die Deutsche Nationalbibliothek verzeichnet diese Publikation
in der Deutschen Nationalbibliografie; detaillierte bibliografische
Daten sind im Internet über http://dnb.dnb.de abrufbar.

ISBN 9783741263057

Inhaltsverzeichnis

Ein paar Worte mittendrin   **57**

6. Das Pflegestärkungsprogramm für eine selbstbewusste Pflege...   **58**

6.4 Die Wahrheit - Wahre Schönheit kommt von innen   58

    6.4.1 Wie stehen Pflegekräfte zu ihrem Beruf?   58

    6.4.2 Welchen Schuh ziehen wir uns an?   60

6.5 Auf dem Prüfstand - Freuen Sie sich auf die nächste Gelegenheit...   61

6.6 Die Chance der Generalistik: Altenpflege bleibt nicht nur, sie wächst!   63

6.7 Wie sind Pflegemitarbeiter langfristig zu halten?   64

    6.7.1 Was fühlt sich richtig an? Um wen geht es hier eigentlich?   64

    6.7.2 Wer ist zuständig? Qualifikationen loslassen   67

7. Begleiten dürfen   **70**

7.1 Haltungsentwicklung   72

7.2 Ruhe, Gelassenheit und Sicherheit in Arbeitsabläufe bringen.   74

    7.2.1 Pflegealltag entrümpeln, um Platz zu schaffen   74

    7.2.2 Kontinuität reinbringen   78

    7.2.3 Wir sind zu Recht nicht fertig! Barrierefreie Schichtgrenzen   79

7.3 In Kontakt kommen   80

7.4 Das Pflege- und Betreuungsteam erkennt den gemeinsamen Auftrag   81

7.5 Was ist, wenn die unübliche & ungewohnte Herangehensweise kritisiert wird?   81

8. Zeit für die Eigenpflege   **82**

8.1 Wo sind meine Tankstellen? Was sind meine Ventile?   83

8.2 Bessere Konditionen durch echte Auszeiten   84

8.3 Teampartner   86

8.4 Wer glaubt an meine Möglichkeiten, wenn nicht ich?   88

9. Über die wunderbare Kunst des Führens und geführt werdens   **89**

9.1 Ausbildung: Kann unter diesen Bedingungen das Gewünschte wachsen?   90

9.2 Zugpferd oder Kutscher?   91

9.3 Naja, eigentlich muss ich es versuchen: Die Macht der Worte   93

10. Einarbeitung: Drum prüfe, wer sich ewig bindet. Beiderseits.   **95**

10.1 Wissensquellen   95

10.2 Hilfreiche Strukturen   97

10.3 Vorurteilen begegnen   99

10.4 Ist das Ziel wirklich allen Teammitgliedern (auch dem Neuen) präsent?   101

10.5 Und jetzt noch das richtige Maß finden   102

11. Auch das noch: Projektmanagement!   **103**

11.1 Wieviel Projekt(e) verträgt der Pflegealltag?   103

11.2 Auftragsklärung: Klären Sie Ihren Auftrag!   104

11.3 Der Plan   105

11.4 Projektkommunikation   106

Suchwortregister   **108**

Weitere Inputs & Veröffentlichungen stehen zum Download bereit:

- Fachzeitschrift Altenpflege 10/15 S. 28-33 „Hilfe zur Selbsthilfe" zum Thema Überstunden
- Fachzeitschrift Altenpflege 06/15 S. 34-37 „Mit Gefühl" zum Thema Einarbeitung
- Kapitel „Pflege ohne freiheitsentziehende Maßnahmen" in „Was brauchen Menschen mit Demenz", Schriftenreihe des Deutschen Vereins e.V.
- Posterpräsentation „Pflegestärkungsprogramm" vom 8. Kongress der DAlzG Gütersloh
- Fachzeitschrift Pflegezeitschrift Ausgabe 07/14 S. 412-415 „Automatismen hinterfragen" zum Thema Freiheitseinschränkende Maßnahmen
- Fachzeitschrift Die Schwester Der Pfleger Ausgabe 05/14 S. 464-467 „Gewaltfrei pflegen?"

Der erste Teil „Mehr Zeit für die Pflege! Das Workbook für die stationäre Altenhilfe" ist im Verlag BoD - Books on Demand Norderstedt erschienen und über die Website der Autorin zu bestellen:

www.osterholz-projektmanagement.de

Ein paar Worte mittendrin

Was haben wir? Was kann weg? Was belastet uns? Und was muss wichtiger werden?
Welche Regeln sind überholt, welche Prozesse zu hohlen Routinen geworden,
welche Methoden können ausgemustert werden? Und was soll an ihre Stelle treten?
Das Ziel ist klar: Erkennen, was wir wirklich können und wollen.

aus „ Die Inventur" von Wolf Lotter im Wirtschaftsmagazin brand eins 01/16

Es ist wie ein Riesenknäuel - man bekommt es nur entwirrt, wenn man an einer Stelle beginnt, sich langsam herantastet und bestimmte Knoten wieder loslässt, um sie dann irgendwann später von einer anderen Seite zu lösen. Manche Knoten sind wirklich hartnäckig. Um so größer ist dann die Freude über den Erfolg.

Ob eine Pflegeeinrichtung wirklich gut ist, entscheidet sich am Wohlfühlfaktor - für alle Beteiligten. Geht es den Pflegemitarbeitern gut, ist das eine hervorragende Grundlage für zufriedene Bewohner und Angehörige und damit den langfristigen Erfolg und die Weiterentwicklung der Einrichtung.

Bestimmte Themen passen in wirklich viele Einrichtungen. Die Herangehensweise ist individuell zu finden, in jedem Projekt ist es ein anderer Ansatz, der das entscheidende Stück weiterbringt.

Die Herausforderung Demenz, die geplante Generalisierung der Pflegeausbildungen, der akute Fachkraftmangel, das schlechte Image und krankmachende Arbeitsbedingungen... Genau diesen Leidensdruck können wir nutzen, um alte Strukturen und Regeln zu hinterfragen und die Schwerpunkte der stationären Altenhilfe neu herauszuarbeiten. Mit der klaren Abgrenzung zur Krankenpflege kann das Image erneuert, der Nachwuchs gesichert und sogar mit Rückkehrern gerechnet werden. Arbeit, die Freude bereitet, wird immer Abnehmer finden. Mit meinem Selbsthilfeangebot will ich die Altenpflege von innen heraus stärken und ihr die Kraft geben, die sie braucht, um sich allen Stimmen zum Trotz neu zu erfinden.

"Mehr Zeit für die Pflege! Ein Workbook für die stationäre Altenhilfe" war der erste Teil, er endete mit dem Pflegestärkungsprogramm für eine selbstbewusste Pflege. An genau dieser Stelle nehme ich den Faden wieder auf und komplettiere mein Erstlingswerk. Die Arbeitshefte ergänzen sich, sind aber nicht abhängig voneinander. Da ich sie selbst ständig nutze, habe ich die Kapitel und Seiten einfach weitergezählt.

Ich danke den Pflegeeinrichtungen für die bewegende Zusammenarbeit. Die schönsten Ansätze sind in der Praxis entstanden, Sie werden sie wieder erkennen. Alles Gute wünsche ich Ihnen.

6. Das Pflegestärkungsprogramm für eine selbstbewusste Pflege...

...greife ich noch einmal auf, um es zu ergänzen. Man muss den ersten Teil nicht kennen, um den zweiten Teil zu verstehen. Trotzdem eingerückt kurz die Zwischenüberschriften aus dem 1. Teil:

6.1 Persönlich weiterentwickeln mit dem Eingangskorb

6.2 Pflegecasting: Das wer-ist-wer in der Pflege

6.3 Umgang mit vermeintlich höheren Mächten

6.4 Die Wahrheit - Wahre Schönheit kommt von innen

„Sag, haben die bei euch im Altenheim auch alle so schlechte Zähne und sind mangelernährt?" Wir haben Montag morgen und mein Vater hat gestern Abend mal wieder Günther Jauch oder Anne Will gesehen. Wäre es nicht mein Vater, würde ich ihm Böswilligkeit unterstellen, aber tatsächlich ist er vor allem neugierig. Außerdem wiegt er gerade mal 52 kg bei einer ursprünglichen Körpergröße von 185 cm. Zum Glück konnte ich ihn im letzten Jahr überreden, sich endlich die letzten Zahnreste entfernen zu lassen. „Ja, Papa! Genau wie junge Menschen sind auch alte Menschen vor allem entweder zu dick oder zu dünn, und der Zahnstatus wird im Alter auch nicht besser." Inzwischen ist er stolz auf seine Tochter, die Altenpflegerin wurde, und doch lassen besagte Gesprächsrunden im Fernsehen oder Freundeskreis immer wieder Zweifel an meiner Branche aufkeimen. Und ich habe mal wieder die Gelegenheit, sie zu verteidigen.
Mit Aufklärung statt mit versuchter Rechtfertigung.

6.4.1 Wie stehen Pflegekräfte zu ihrem Beruf?

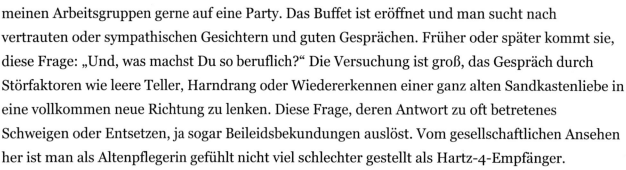

Wie stehen die Hauptakteure der Altenhilfe zu ihrem Beruf, ihren Aufgaben? Um das gemeinsam herauszufinden, beame ich mich mit meinen Arbeitsgruppen gerne auf eine Party. Das Buffet ist eröffnet und man sucht nach vertrauten oder sympathischen Gesichtern und guten Gesprächen. Früher oder später kommt sie, diese Frage: „Und, was machst Du so beruflich?" Die Versuchung ist groß, das Gespräch durch Störfaktoren wie leere Teller, Harndrang oder Wiedererkennen einer ganz alten Sandkastenliebe in eine vollkommen neue Richtung zu lenken. Diese Frage, deren Antwort zu oft betretenes Schweigen oder Entsetzen, ja sogar Beileidsbekundungen auslöst. Vom gesellschaftlichen Ansehen her ist man als Altenpflegerin gefühlt nicht viel schlechter gestellt als Hartz-4-Empfänger.

Es gibt eigentlich nur zwei Reaktionen auf die Antwort „Altenpflege", wobei die erste die zweite nach sich zieht. Zunächst die Zwischenfrage, ob ich denn in der Entscheidungssituation keine Alternativen gehabt hätte, schließlich hätte ich mit dem Erscheinungsbild ja auch Arzt werden können oder wenigstens Krankenschwester. Mein Hinweis auf die bewusste Entscheidung für die Arbeit mit alten Menschen führt dann zwangsläufig zur zweiten Reaktion: „Das könnte ich ja nicht!" Früher habe ich dann mit schwerer Miene und hängenden Schultern genickt.

Heute frage ich neugierig nach: „Was könntest Du nicht?" Jeder Altenpfleger weiß, was jetzt kommt. Rumgedruckse, verlegenes Hosennahtreiben. „Naja, anderen Menschen den Po abwischen und so...". Die Spannung steigt und ich betrete erhobenen Hauptes meine Bühne. Es folgt ein Vortrag über den ausbleibenden Stuhlgang alter Menschen und was man dafür alles tun muss, damit er kommt. Ich genieße die breite Aufmerksamkeit, um dann laut festzustellen:

„Als persönlicher Assistent des alten Menschen erkenne ich das Bedürfnis übrigens rechtzeitig, dann ist das Abführen eine durchaus kontrollierbare und saubere Angelegenheit, die schnell zur Nebensache wird."

Es ist ein guter Moment, um auf unterhaltsame Art aufzuklären. Die klassischen Themen aus den Schlagzeilen kurz aufbereitet: Sterbende Menschen sind besonders anfällig für Druckgeschwüre. Gewichtsverlust, Sturz und Immobilität sind kaum voneinander abzugrenzen und oft der Grund für eine vollstationäre Unterbringung. Da gibt es die ganz dünnen Bewohner, Schwierigkeiten macht uns in der Pflege von Menschen mit Demenz aber auch die unbändige Lust zu essen und die damit verbundene Gewichtszunahme. Natürlich gibt es Aggressionen und Gewalt in Pflegeeinrichtungen, wie überall auf der Welt. Menschen kommen an ihre Grenzen und wir arbeiten daran, gut damit umzugehen, vor allem durch Früherkennung. Schlechte Arbeitsbedingungen machen die Versorgung nicht besser.

Damit sich das von der Presse vorgezeichnete Bild ändern kann, sollte jeder, der gerne in dieser Branche arbeitet, seinen Aktionsradius nutzen. In der großen Familienrunde und im Freundeskreis können wir die in der Klatschpresse behandelten Themen aufgreifen und bearbeiten. Auch lohnt es sich zu hinterfragen, was genau hinter der Aussage „ich gehe nicht ins Heim" steht. Ist es wirklich die Angst vor der Einrichtung an sich oder die Angst vor Hilfebedürftigkeit, Abhängigkeit, Verlust der Autonomie und Kontrolle, dem Ausgeliefert sein?

Es geht hier um Selbstbestimmung. Wir haben kein Recht, jemanden gegen seinen Willen zum Zahnarzt zu bringen oder ihm Essen zuzuführen. Wenn er im Sterbeprozess deutlich macht, nicht bewegt werden zu wollen, dann akzeptieren wir auch das, obwohl wir nicht wissen, wann der Tod genau eintritt. Selbstbestimmung gibt es auch für Menschen mit fortgeschrittener Demenz. Feinfühlige Begleiter haben sich spezialisiert auf die Wahrnehmung ihrer Bedürfnisse und setzen sich dafür ein. Wer kann das besser vermitteln als die Pflegekräfte selbst?

Gut rübergebracht kann sich das Wissen auf diesem Weg vervielfachen, indem die Zuhörer in anderer Runde eine Lanze für die Altenhilfe brechen. Trauen Sie sich. Nutzen Sie die nächste Gelegenheit, es einfach auszuprobieren, vielleicht erst einmal vor kleinerer Runde. Das macht wirklich Spaß und plötzlich dürfen wir offiziell stolz sein auf unseren Beruf.
Wahre Schönheit kommt von innen.

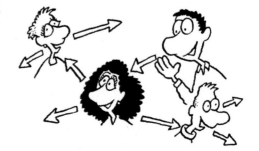

6.4.2 Welchen Schuh ziehen wir uns an?

Erarbeiten Sie unter Gleichgesinnten stärkende Botschaften. Jedes Thema bekommt sein Blatt:

Der Vorwurf: Was könnte man Ihnen als Pflegeperson oder Einrichtung vorhalten?

Die Feststellung: Relativieren Sie den Vorwurf auf ganz sachlicher Ebene. Beispiel:

„Viele Menschen haben schlechte Zähne, das wird im Alter nicht mehr besser."

Das Ideal: Was ist die mögliche Erwartung, die Wunschvorstellung dahinter? Beispiel:

Alle Menschen haben einen Body-Mass-Index von 20 und vollständige Zahnreihen

Welches Grundrecht könnte dem Ideal im Weg stehen?

Der Perspektivwechsel: Was wäre Ihnen persönlich in dieser Lebenslage wichtig?

Die Botschaft: Was ist in der Altenhilfe / Demenzpflege eine professionelle Vorgehensweise?

Tipp: Diskutieren Sie das nicht mit der Krankenpflege, dort gelten andere Maßstäbe!

Damit sind Sie gewappnet für den nächsten Angriff der Klatschpresse.

6.5 Auf dem Prüfstand - Freuen Sie sich auf die nächste Gelegenheit...

Wer kontrolliert Ihre Arbeit? Oft wird sich den Kontrollinstanzen regelrecht unterworfen. Dabei ist die Prüfsituation eine wunderbare Gelegenheit, zu zeigen, was mit den begrenzten Ressourcen doch für gute Arbeit geleistet wird. Es ist eine Frage der persönlichen Haltung: Bin ich stolz auf meine Arbeit oder stelle ich sie selbst ständig in Frage? Decke ich vielleicht die vielen kleinen Erfolge im Pflegealltag mit einzelnen vermeintlichen Misserfolgen zu?

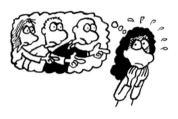 Wie erlebt die Pflegebasis den Prüfmoment? Was für ein Gefühl steht dahinter, wie wird diese Situation interpretiert? Unbearbeitet ist das Thema in den wenigsten Fällen positiv besetzt, egal ob es um die Prüfung der Qualität, der Pflegebedürftigkeit oder anderer Rahmenbedingungen geht. Es ist die Angst vor dem durchfallen oder „erwischt werden", wobei auch immer. Den Prüfinstanzen wird ein Interesse daran unterstellt, was wirklich schräg wäre.

Gesucht werden von den prüfenden, aber lustigerweise auch von den geprüften Personen vermeintliche Fehler. Was lässt sich anstatt dessen fokussieren? In vielen Workshops üben wir allen Ernstes das Türöffnen und die erste Begegnung. Körperhaltung, Stimme, Worte. Offen, einladend, neugierig. Und wir haben Spaß dabei, was den Lernerfolg besonders groß macht. Anschließend will die Einrichtung geprüft werden! Und das Ergebnis ist plötzlich gar nicht mehr so wichtig (aber trotzdem besser), weil das Gefühl stimmt. Früher war es oft andersherum: Das Gefühl war schlecht und das Ergebnis dann doch ganz gut. Da das Ergebnis aber erst nach Tagen oder gar Wochen kam, hatte es kaum Relevanz; das schlechte Gefühl blieb besser in Erinnerung. Erleben die Mitarbeiter die Prüfung positiv, sind sie mit dieser Erfahrung gut aufgestellt für die nächste Prüfung.

Mehr Selbstbewusstsein auch in der Feststellung des Pflegebedarfes

Die Pflegekräfte haben meist ein gutes Gefühl für Pflegestufen, sie wissen am besten, wie hoch der Pflege- und Betreuungsbedarf ist. Da sie auch die Leidtragenden sind, wenn die Bewohner nicht richtig eingestuft wurden, ist die Verantwortung dafür im Team richtig positioniert. Die Idee:

> Die Leitung gibt regelmäßig eine aktuelle Bewohner-Liste in die Teambesprechung, mit den „theoretischen" Pflegestufen / Pflegegraden, die der Schriftführer erst einmal für sich behält. Er fragt systematisch ab und das Team antwortet im Chor. Sind sie sich ausnahmsweise nicht alle einig, wird das kurz andiskutiert. Differenzen zwischen Theorie und Praxis werden an die Leitung rückgemeldet. Das dauert nur wenige Minuten & kann richtig viel Pflegezeit einbringen.

Lassen Sie sich nicht beirren, wenn Angehörige oder der MDK nicht gleich begeistert sind. Was geleistet wird, ist auch zu refinanzieren. Beim Einkauf muss man ja auch alles bezahlen.

Wer darf diese unsere Arbeit überhaupt bewerten, wem steht das zu?

Und welche Bewertung ist wirklich wichtig?

Nicht der Medizinische Dienst und die Aufsichtsbehörden sollten die Pflege bewegen, sondern die Pflege ist aufgefordert, die Prüfinstanzen zu bewegen. Indem sie ihnen zeigen, was sie drauf haben und worauf es wirklich ankommt, mit einer gesunden Haltung. Dann müssen es zwar bald alle so machen, aber das soll ja nicht das Problem der Vorreiter sein. Keiner kann es so gut wie der langjährige Spezialist selbst. Wo Selbstbewusstsein wächst, schrumpft die Unsicherheit und die Kommunikation wird besser. Was könnt ihr richtig gut? Worauf seid ihr stolz? Und was fordern die jeweiligen Prüfinstanzen wirklich? Das zu überprüfen lohnt sich.

Die Haltung erkennt man am Körper. Und der Geist glaubt dem Körper.

Es macht einen großen Unterschied, ob ich aufrecht oder gebeugt unterwegs bin. Ich nehme die Dinge unterschiedlich wahr und werde auch anders wahrgenommen. Der Eindruck, den man hinterlässt, beeinflusst das Ergebnis, nicht nur in Prüfsituationen.

Wissen wir, was für einen Eindruck wir hinterlassen? Am besten ist das spielerisch herauszufinden, ohne große Worte. Dafür gehen die Teilnehmer einfach kreuz und quer durch den Raum und nehmen bewusst die vom Spielführer angekündigte Haltung ein. Wenn alle in die geforderte Haltung gefunden haben, sagt er die nächste Haltung an. Ideen:

1. Es regnet. Die Last auf dem Rücken ist schwer

2. Die Wolken reißen auf & Sie haben einen neuen, ergonomischen Rucksack

3. Sie begegnen jemandem und freuen sich über diese Begegnung

4. Er macht Ihnen ein wirklich schönes Kompliment

5. Triumphierend und stolz gehen Sie weiter, grüßen freundlich und aufmerksam alle Menschen, auf der Suche nach neuen Überraschungen.

Bitte unterstützen Sie sich gegenseitig, in diese Haltung zu finden,
indem Sie sich wortlos Tipps geben.

Sehen & gesehen werden, überraschen & überraschen lassen!

Eine schöne Idee: Jede Rolle im System hält jedes Jahr einen kleinen Vortrag (5-10 Minuten) zu einem selbst gewählten Thema, beruflich oder privat, bereichsübergreifend in der gemeinsamen Teambesprechung.

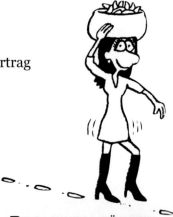

© NICOLE OSTERHOLZ BEGLEITEN DÜRFEN.

6.6 Die Chance der Generalistik: Altenpflege bleibt nicht nur, sie wächst!

Zuerst dachte ich: Wir brauchen ein gutes Konzept, um als Branche die Generalisierung der Pflegeausbildungen zu überleben. Inzwischen folge ich der Idee, auf der Zielgeraden die Konkurrenz sogar zu überholen. Wir haben die große Chance, uns freizumachen und die Schwerpunkte der stationären Altenhilfe neu herauszuarbeiten. Mit der geplanten Zusammenführung der Pflegeausbildungen ist die Abgrenzung zu anderen Pflegeberufen erforderlich. Andere Länder beneiden uns um diese Spezialisierung, der Beruf „Altenpflege" sollte zum zu schützenden deutschen Kulturgut erklärt werden.

Anders als in der Krankenpflege geht es doch in der Altenhilfe darum, das Gewohnte in geschützter Umgebung fortführen zu dürfen, in der letzten Lebensphase Begleitung zu erfahren. Zur Ausbildung motivierte mich die Idee, als Altenpflegerin im Hintergrund zu stehen und nur das zu tun, was der alte Mensch will und nicht mehr kann. Eine meiner Aufgaben ist es, mich für seine Rechte einzusetzen, u.a. das Recht auf Freiheit und Selbstbestimmung. In der Versorgung von Menschen mit Demenz kommt noch die Herausforderung hinzu, ihnen ihre „Inkompetenz" nicht ständig auf die Nase zu binden, sondern sie zu bestärken mit heimlichen, unauffälligen Hilfestellungen und einer großen Portion Bereitschaft zur Unperfektion, in Form von Gelassenheit.

Ich muss zugeben: spätestens in Leitungsfunktion hatte auch ich die Grundidee verdrängt und war immer sehr bedacht auf die Außenwirkung meiner Arbeit, fixiert auf Bestnoten und die größtmögliche Zufriedenheit aller Beteiligten. Möglicherweise ist es genau dieses innerliche Bedürfnis, das Pflegeeinrichtungen zu kleinen Krankenhäusern verkommen lässt, in denen wohl kaum jemand alt werden will. Dabei steigt der gesellschaftliche Anspruch auf Individualität, Hilfe zur Selbsthilfe und Autonomie am Lebensende.

Attraktiv ist die Branche schon zu Zeiten gewesen, in denen Bettlägerigkeit, Druckgeschwüre, Katheter und Magensonden noch zur Tagesordnung gehörten. Denken wir an die ganzen jungen Männer, die eigentlich nur ihren Zivildienst leisten wollten und hängen geblieben oder sogar nach dem Studium zurück gekehrt sind. Inzwischen sind wir fachlich gut genug geworden, um uns wieder ganz auf das Menschliche und Zwischenmenschliche konzentrieren zu dürfen.

Masterplan, um neue Kräfte in kurzer Zeit für die Arbeit mit alten Menschen zu begeistern:

1. Finden Sie Mitarbeiter, die als Zivildienstleistende oder im Freiwilligen sozialen Jahr in die Branche gefunden haben. Hinterfragen Sie, was genau sie zum Bleiben animiert hat.

2. Überlegen Sie in der Zukunftsgestaltungsrunde, was an Botschaften und Erfahrungen mitgegeben werden will, auch wenn nur wenige Tage hospitiert wird. Fassen Sie das in Worte.

3. Wie könnte das gelingen? Kommen Sie über ein kreatives Brainstorming zum Masterplan.

Zusatz: Evaluieren Sie den Masterplan nach jedem Einsatz: Welche Aktionen kommen gut an?

6.7 Wie sind Pflegemitarbeiter langfristig zu halten?

Der aktuelle Fachkraftmangel ist entstanden, weil mehr Menschen die Flucht ergreifen als neu hinzukommen, und das bei ständig steigendem Bedarf. Es gibt wirklich genug Menschen, die in diesem Beruf ausgebildet wurden. Die Frage ist: Was ist zu ändern, damit sie bleiben oder sogar zurückkehren in den Beruf, für den sie sich einmal bewusst entschieden haben?

Mein Ansatz: genau hinhören, was die Menschen, die an der Basis arbeiten, belastet. In den Projekten „Mehr Zeit für die Pflege!", „Freiraum", „Miteinander - Füreinander" und „Mensch!" haben wir uns ganz konkret mit den Strukturen und Regeln des Pflegealltags sowie den dazugehörigen Gefühlen auseinander gesetzt. Eines hatten alle Mitarbeiter gemeinsam. Sie begeisterten sich für folgende Zielvorstellung: **Mit einem guten Gefühl Feierabend machen.**

Möglicherweise ist dieser Punkt Fluchtgrund Nummer eins: „Wenn die Bilanz einfach nicht stimmt, man Tag für Tag Dinge tun muss, die sich nicht richtig anfühlen". Kurz dahinter kommt Fluchtgrund Nummer zwei: „Wenn ich langfristig so weiter arbeite, gehe ich kaputt".
Die gute Nachricht: Es hat einen extrem gesunden Anteil, wenn Menschen das erkennen und sich dann konsequent zurückziehen. Ihnen haben wir es ein Stück weit zu verdanken, wenn sich die Arbeitsbedingungen verbessern müssen, um den Betrieb erhalten zu können.

„Ohne unsere Mitarbeiter sind wir nichts. Was können wir alleine schon bewegen?"

Bekenntnis der obersten Leitung einer vollstationären Einrichtung mit 400 Betten

6.7.1 Was fühlt sich richtig an? Um wen geht es hier eigentlich?

Im Grundkurs Aggressionsmanagement wurde mir die Sicherheitshierarchie eingeimpft, genau wie bei der Polizei oder der Feuerwehr: An erster Stelle steht der Mitarbeiter in seiner Profession, er hat sich am meisten zu schützen, nicht in Gefahr zu bringen. Erst an zweiter Stelle kommt das Opfer. Aus dem einfachen Grund: Wenn mir als „Retter" etwas passiert, kann ich niemanden mehr retten. Der Input inspirierte mich zur Wohlfühlhierarchie: Ich kann am besten für andere sorgen, wenn es mir gut geht. „So weit kommt es noch!" werden nicht nur die Geschäftsführer, sondern auch viele Pflegekräfte denken, „an erster Stelle muss ja wohl der Bewohner stehen!" Damit sind wir uns schon mal alle einig, dass weder die Prüfinstanzen noch die Umgebung in der Wohlfühlhierarchie nach oben gehören - und einen ganzen Schritt weiter.

Unsere Klientel soll sich natürlich wohl fühlen, es will für viel Geld optimal versorgt werden. Das wird schwierig, wenn die Mitarbeiter unzufrieden und unterversorgt, schlecht informiert und sich ungerecht behandelt fühlen. Wenn es den Mitarbeitern dagegen gut geht, dann ist das ein großer Gewinn für die Bewohner und insbesondere für Menschen mit Demenz. Es ist also im Sinne des Hilfebedürftigen, wenn sein Begleiter mit an erster Stelle steht.

 BEGLEITEN DÜRFEN.

Aus dem Projekt „Mensch!": Irgendwie war jeder nur noch für seine eigenen Belange zuständig, das erschwerte die Zusammenarbeit zwischen den Bereichen zunehmend. Um auch wieder mehr Menschlichkeit in den Einrichtungsalltag zu bringen, veranstalteten wir einen dreistündigen Mini-Workshop mit dem Titel „Prioritäten & Zuständigkeiten in unserem Altenzentrum". Jeder Bereich war vertreten, mit den unterschiedlichen Qualifikationen.

In Murmelrunden (leise Zwischengespräche) setzten sich die Teilnehmer mit dem Organigramm auseinander. Anschließend positionierten sich die Mitarbeiter ihrer Qualifikation entsprechend im Raum, wie auf dem Papier dargestellt. Die Leitung führte die Pyramide an und blickte erst nach vorn, was sich nicht richtig anfühlte. Würde sie sich so auf den Weg machen, könnte sie alle Mitarbeiter abhängen oder gar verlieren, ohne es zu merken.

Jetzt kamen die Bewohner ins Spiel, wo sind die zu platzieren? Mit wem haben die Bewohner und ihre Angehörigen am meisten Kontakt? Es sind die Pflegehilfskräfte und Betreuungs-assistenten, die immer präsent sind. Wir machten den oberen Rand des Organigramms zum unteren Rand, alle wendeten ihren Blick zu den Bewohnern. Das hat sich für alle Beteiligten gut angefühlt. Die Leitung hat so alle im Blick und kann ihre Arme ausbreiten, ohne jemanden zu behindern. Die Fachkräfte haben ihre Helfer ganz anders wahrgenommen und die Helfer, denen ging es in der ersten Reihe natürlich viel besser als in der letzten.

Dann haben wir die gefühlte Hierarchie aufgestellt. Die Teilnehmer waren sich schnell einig: die Prüfinstanzen standen an erster Stelle, an zweiter Stelle die Angehörigen, erst an dritter Stelle die Bewohner und ganz weit hinten abgeschlagen das Pflege- und Betreuungsteam. Dann tauchte plötzlich noch eine weitere Instanz auf, die sich sofort zwischen den ersten und zweiten Platz drängelte: Die nächste Schicht! Man arbeitete vor allem für die nächste Schicht, befürchtet den Vorwurf, nicht anständig gearbeitet zu haben.

Was wäre der Idealzustand, wie würde sich das richtig anfühlen? Die Prüfinstanzen können wir nicht ausblenden, sind aber auch auf dem letzten Platz noch präsent genug. Die Bewohner rückten an erste Stelle, Menschen mit Demenz und hohem Pflegebedarf in die allererste Reihe. Und dann ist in der Diskussion etwas wirklich Schönes entstanden, das ich mir selbst nicht hätte ausdenken können: Das Pflege- & Betreuungsteam reicht den Angehörigen die Hand, so können sie gemeinsam den Bewohner in seiner Hilfebedürftigkeit auffangen.

Apropos Angehörige: Wenn es nicht ohne sie geht, dann am besten mit ihnen. Viele Angehörige sind unzufrieden oder machen sich rar, weil sie einfach hilflos oder unsicher sind. Nehmen sie zu viel Raum ein, mag es vor allem daran liegen, dass ihnen kein Raum angeboten wurde. Vom Krankheitsbild Demenz ist immer die ganze Familie betroffen und kann einen „externen" Partner in dieser Situation meist gut gebrauchen. Helfen Sie ihm, seinen Platz in der Pflegesituation zu finden. Geben Sie ihm verschiedene Tipps, wie sein Beitrag ganz konkret aussehen könnte.

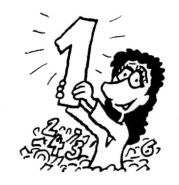

Praxistipp: Diskutieren Sie die Prioritäten Ihrer Einrichtung. Maßgeblich ist nicht die konzeptionell beschriebene, sondern die an der Pflegebasis gefühlte Hierarchie.

Wohlfühlhierarchie
Um wen geht es hier eigentlich?

Unsere Bewohner
die „schwächsten" Bewohner in den vorderen Reihen

Das Pflege- & Betreuungsteam
die „kleinsten" Mitarbeiter in den vorderen Reihen

Die Angehörigen der Bewohner

Prüfinstanzen (MDK, Behörden)

Ist man sich der Hierarchien bewusst, lässt sich damit umgehen. Auch innerhalb der Gruppen sind sie zu finden. Wer gibt hier eigentlich den Ton an? Geschützt lässt sich das am besten reflektieren. Vor Außenstehenden will man sich ungern eingestehen, wer in Wahrheit am meisten Stimme hat. Die Bewohner mit dem geringsten Pflegebedarf sind oft am lautesten und das Angebot orientiert sich gerne an ihnen, obwohl sie am wenigsten zur Refinanzierung beitragen.

Auch im Team ist nicht selten ein Urgestein an Pflegehelfer der heimliche Boss, an dem keiner vorbei kommt. Keiner traut sich, ihm das zu sagen. Vielleicht ist es ihm gar nicht bewusst? Dann könnte man sein Verhalten spiegeln, indem man ihn offiziell so behandelt wie er sich verhält: Als Boss. Vielleicht geht er dann auf seinen eigentlichen Platz zurück, ein Versuch ist es wert.

Überlegung: Wer weiß bei Ihnen bestimmte Entwicklungen zu blockieren?
Steht ihm das zu? Was möchten Sie ihm gerne rückmelden?

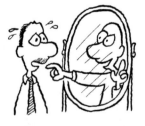

_____

_____

© NICOLE OSTERHOLZ   BEGLEITEN DÜRFEN.

6.7.2 Wer ist zuständig? Qualifikationen loslassen

Wenn ich etwas haben möchte und dann umständlich erklärt bekomme, warum wieso weshalb das jetzt nicht zur Verfügung steht, denke ich: Ein einfaches Ja oder Nein hätte auch gereicht. Meist ist es mir schlichtweg egal, warum das jetzt so ist, ansonsten kann ich ja auch nachfragen.

Natürlich spielen die Qualifikationen eine große Rolle. Es reicht allerdings vollkommen aus, wenn

1. das Verhältnis stimmt (z.B. die Fachkraftquote)
   geprüft wird das von den Aufsichtsbehörden, dafür verantwortlich ist die einstellende Leitung.

2. und jeder weiß, wo seine Grenzen sind und wann er den Ball abzuspielen hat.
   Diese Regeln sind schon vor dem ersten Einsatz und in der Einarbeitung zu vermitteln. Läuft etwas nicht rund, ist zeitnah Klarheit hereinzubringen, vor allem da, wo es unklar war.

Meine These: Die Bewohner und ihre Angehörigen wissen oft nicht, wer welche Qualifikation oder Aufgabe hat, es interessiert sie auch nicht. Sie erfassen dafür sehr schnell, wer ansprechbar und offen ist für ihr Anliegen, wessen Antworten sie schätzen und auf welche Kommentare sie gerne verzichten. Faktoren wie Berufs- und Lebenserfahrung, Sympathie und Empathie und die Bereitschaft, mitzudenken sind viel wichtiger und in keiner Qualifikation automatisch enthalten.

Entlastung der Fachkräfte durch Stärkung der Hilfskräfte

Im Pflegebereich gibt es eine Wunde, die nie offiziell behandelt wurde und in vielen Teams eine tiefe Furche hinterlassen hat, sie schwächt. Mit Einführung der Pflegeversicherung, quasi über Nacht wurden der Pflegehilfskraft viele Aufgaben genommen und der Pflegefachkraft übertragen. Davor hatte die Qualifikation kaum Relevanz: weniger qualifizierte Mitarbeiter wurden befähigt, Aufgaben zu übernehmen, die die Versorgung ganzheitlich machten. Hinzu kommt, dass die langjährige Nicht-Fachkraft mit ihrer Erfahrung für viele Entscheidungen oft besser ausgestattet ist als die junge, frisch ausgebildete Fachkraft. „Plötzlich" wurde die Hilfskraft reduziert auf grundpflegerische Tätigkeiten. Und der Fachkraft wurden neben der Supervision der regelrecht entmannten Hilfskraft sämtliche behandlungspflegerischen Tätigkeiten aufgeladen, zusätzlich und ohne das sie es wollte.

Innerhalb der Teams kam es zur Trennung und meist geht es auch Generationen später beiden Seiten nicht gut damit. Findet ein moderierter Austausch darüber statt, kann man sich wieder gemeinsam einrichten, das Gleichgewicht wieder herstellen. Pflegehilfskräfte können gestärkt werden, in dem sie eine feste Bewohnergruppe zugeordnet bekommen, über die sie alle Informationen haben, die sie brauchen, um ihre persönlichen Assistenten zu sein. Damit haben Bewohner und Angehörige, aber auch Pflegefachkräfte und andere Disziplinen verlässliche und erreichbare Ansprechpartner.

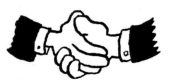

Der soziale Bereich behauptet genauso, ein Team zu stellen und gemeinsam durch dick und dünn zu gehen. Bei nächster Gelegenheit hängen sie sich dann aber auf in der Unterscheidung zwischen Ergotherapie, Sozialer Dienst, Beschäftigungstherapie und zusätzlichen Betreuungskräften. Auch hier muss die Mischung natürlich stimmen und nicht jeder darf ans Steuer, aber es reicht vollkommen aus, wenn die Grenzen im Hintergrund zu erkennen sind.

Mir gefällt die Führerscheinkontrolle als Beispiel ganz gut. Die Verkehrspolizei hat die Aufgabe, zu kontrollieren, ob der Fahrer zum Führen des PKWs berechtigt ist. Innerhalb des Autos wird das aber nicht ständig diskutiert, die Rollen sind verteilt und es kann losgehen. Es wäre fatal, wenn alle ans Steuer wollten. Jeder Platz ist zu besetzen, damit das Gleichgewicht stimmt. Dem Fahrer wird nicht ins Lenkrad gegriffen, aber man darf ihm (auch ohne Führerschein) schon sagen, dass es hinten irgendwie klappert, ein Fahrradfahrer von rechts kommt oder das Auto einen fünften Gang hat. Auch wenn der am Steuer immer das letzte Wort hat, ist niemand wichtiger, weil es alle anderen unwichtiger machen würde. Für die Versorgung der Bewohner brauchen wir die Küche und die Hauswirtschaft, die Pflege und die Betreuung, die Verwaltung und den Hausmeister. Die Altenpflegerin hat die ehrenvolle Aufgabe, das Ganze zu steuern. Und sie braucht alle anderen, damit es erst zum Ganzen wird. Die Leitung sorgt für den richtigen Personalmix und es ist im Hintergrund klar geregelt, wer was machen darf.

Heute bin ich grün unterwegs!

Frau W. arbeitet 20 Wochenstunden in der Beschäftigung und 10 Wochenstunden als zusätzliche Betreuungskraft. In der Beschäftigung tätig bietet sie vereinzelt auch Wasch- und Anziehtraining an und bringt auch mal einen Bewohner zur Toilette, das gehört zu ihren Aufgaben. Als zusätzliche Betreuungskraft darf sie das nicht. Die Bewohner und Angehörigen, aber auch viele Kollegen verstehen nicht, warum das so ist und auch für Frau W. fühlt es sich schlecht an, Anfragen abzuweisen.

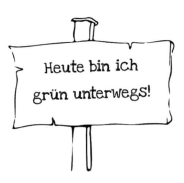

Eine andere Mitarbeiterin hat aus gesundheitlichen Gründen vom Pflegebereich in den sozialen Bereich gewechselt. Ihre Stelle läuft über den Pflegeschlüssel, sie dürfte also eigentlich pflegerisch aktiv werden, kann es aber nicht. Da sie früher voll in der Pflege gearbeitet hat, haben die Bewohner und ihre Angehörigen wenig Verständnis dafür.

Ideal ist, wenn alle Beteiligten ohne Nachfrage erkennen können, ob der Mitarbeiter aktuell eine „Pflegeberechtigung" hat oder nicht. Dafür gibt es Namensschilder mit hellgrünen und weißem Hintergrund. An der Informationswand ist die Idee schnell erklärt: „Bin ich grün unterwegs, darf ich nur freihändig begleiten." Ob das jetzt so ist, weil ich nicht will oder nicht kann, spielt keine Rolle. Eine Eselsbrücke: die grünen Damen oder Engel im Krankenhaus dürfen auch „nur da sein" und begleiten.

 BEGLEITEN DÜRFEN.

Wer ist denn jetzt zuständig dafür?

Mein Sohn war gerade aus der Windelphase raus, als es passierte. Ich hatte ihm eine Tüte Popcorn gekauft, um mich dann in einem Geschäft in aller Ruhe umschauen zu können. Dann passierte das Malheur, er hat über dem Popcorn einfach vergessen, dass er keine Windel mehr trug und laufen lassen, stand erschrocken in dieser Pfütze. Wie unangenehm, eine Wickeltasche hatte ich natürlich auch nicht dabei. Ich ging zur Verkäuferin und erklärte ihr die Situation, daraufhin zuckte sie mit den Schultern und sagte, dafür sei sie nicht zuständig. Ich fragte nach Küchen- oder Zeitungspapier, um es selbst zu beseitigen, aber auch das konnte sie mir nicht geben, dafür dürfe sie das Verpackungsmaterial nicht nutzen. Ich zeigte noch einmal verzweifelt auf die Pfütze mitten im Gang und dann suchte ich das Weite. Manchen Leuten kann man nicht helfen.

Gleichmut tut der Sache gut.

Für die Diskussion um Zuständigkeiten möchte ich Ihnen drei Symbole mitgeben. Handelt es sich hier um einen Schnipsel, eine Pfütze oder den unabgewischten Tisch, der Sie wirklich aufregt?

☐ Es liegt ein Schnipsel auf dem Boden. Was tun? Keine Frage: einfach aufheben. Und wenn jeder sich zuständig fühlt und mal bückt, macht das niemanden krumm. Krumm macht es, wenn man mit dem Putztrupp das diskutieren anfängt, ob der Schnipsel liegen geblieben war oder nach der Reinigung neu hinzugekommen ist.

☐ Eine Pfütze am Boden. Die Analyse der Flüssigkeit könnte die Zuständigkeit klären, für Körperflüssigkeiten ist ja meist die Pflege zuständig. Ich kann die Pfütze nicht mal kurz aufheben, aber Bescheid geben, vielleicht ist ja sogar noch ein Putzwagen in der Nähe. Wenn die schon Feierabend haben, ist ein anderer zuständig, die Pfütze muss ja weg.

☐ Da steht restliches Geschirr herum - und die Tische sind noch nicht abgewischt. Ganz klarer Fall: dafür ist der ausgelagerte Service zuständig, die Pflege soll nicht mehr abräumen. Wenn ich aber gerade auf Frau Meier warte, die ihre Zeit braucht, bis sie aus ihrer Ecke heraus ist und dann ins Zimmer begleitet werden will, muss ich nicht Däumchen drehen und kann einfach nebenbei aufräumen, das entspricht dem Normalitätsprinzip.

Gehen Sie einfach davon aus, dass sich das an anderer Stelle wieder ausgleicht. Wir (Mitarbeiter) sind allesamt zum Arbeiten hier und wollen es im Grunde ja auch gut machen. Wenn Sie den Eindruck habe, ihre Bereitschaft wird ausgenutzt, dann ist es an der Zeit, es an richtiger Stelle (nicht auf dem Flur und in Gegenwart von Kunden) zu thematisieren, um es zu ändern. Vielleicht ist man sich dort der Lücke gar nicht bewusst und dankbar für die Rückmeldung.

7. Begleiten dürfen

Ich beobachte in immer mehr Einrichtungen zwei Entwicklungen, die unsere Profession wirklich unattraktiv machen. Schauen Sie einfach mal genau hin, ob es die bei Ihnen auch gibt:

☐ einen Hang oder gar die Rückkehr zur Funktionspflege, die wenig Individualität zulässt. Man versucht den Zeitmangel zu kompensieren oder auch die Kontrolle zu behalten, in dem man der Reihe nach pflegt (Zimmer für Zimmer und Maßnahme für Maßnahme).

☐ der Versuch, die in der Gesellschaft wenig anerkannte Tätigkeit „Altenpflege" durch Übernahme ärztlicher Aufgaben wie Blutentnahmen, Katheterwechsel und Impfungen aufzuwerten.

Es gibt einige Argumente, mit denen sich das rechtfertigen lässt und die ich auch nicht in Frage stellen will. Außer acht gelassen wird jedoch der sowohl gesetzliche als auch in den meisten Pflegeleitbildern konzeptionell verankerte Anspruch auf Individualität und die haftungsrechtliche Situation. Die Angst vor Unterversorgung (die ja immer wieder angeprangert wird) führt in der Praxis regelrecht zu einer Überversorgung, die in der Pflege von Menschen mit Demenz eine Fehlversorgung darstellen dürfte. Gefragt ist der ganz individuelle Bedarf, der sich einfach nicht pauschalisieren lässt. Auch im sozialen Bereich würde weniger Input gut tun, nicht nur Menschen mit Demenz reagieren teilweise überfordert auf die Fülle des Programms.

> *Als Jugendliche habe ich alte Menschen beim Einkaufen begleitet, ihnen beim Packen und Tragen geholfen. Dann habe ich viele Jahre alte und meist auch sehr verwirrte Menschen in ihrer letzten Lebensphase begleiten dürfen. Mein Herz geht auf, wenn ich den Zugang zur Person finde, wir für den Moment in Kontakt kommen. Als Führungskraft hatte ich zu leiten, da waren andere Stärken gefragt. Inzwischen begleite ich wieder, bringe meine Schüler und ganze Einrichtungen ein Stück weiter - und sie mich, die besten Ansätze sind in dieser Praxis entstanden. Außerdem hat mich meine demenziell veränderte Schwiegermutter fachlich wirklich aus dem Konzept gebracht und damit zurück auf die Spur gesetzt.*

„Begleiten" klingt ja erst einmal so ... auf jeden Fall nicht nach einer Tätigkeit, die bezahlt werden muss. Dabei ist es doch genau das, was wir uns im Alter wünschen: Nicht allein sein, selbstbestimmt bleiben, begleitet werden. Richtig ist, wenn die Qualität dieser Arbeit nicht in der Quantität der Maßnahmen, sondern der Qualität der Interaktion gemessen wird.

> *„Die langjährige Erfahrung der Mitarbeiter und ihr fachliches Know-how ermöglichen es,*
> *das natürliche und familiäre Chaos zuzulassen, das entsteht,*
> *wenn die Bewohner Selbstbestimmung erfahren."*

Parole zur Stärkung der Mitarbeiter

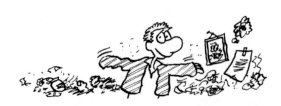

© NICOLE OSTERHOLZ   BEGLEITEN DÜRFEN.

Als pflegende Angehörige war mir schnell egal, wie Außenstehende die Situation bewerten und ich finde es inzwischen sehr professionell. Auch wenn der Zahnarzt es fordert: Es wäre einfach nicht richtig, der alten Dame die Zahnbürste aus der Hand zu nehmen und wie bei einem kleinen Kind nachzuputzen. Und der Kardiologe hat recht: Übergewicht schadet der Gesundheit. Essen macht aber Spaß, ist lecker und tröstet gelegentlich auch. Wir hätten Krieg zu Hause, wenn wir nur im Ansatz versuchten, Einfluss auf ihr Essverhalten zu nehmen, das gehört sich auch nicht. Dafür schaffen wir es, ihr das Selbstbewusstsein und das Gefühl der Selbständigkeit zu geben, was die Symptomatik der fortschreitenden Demenz nachweislich reduziert. Diese Gelassenheit lässt sie ihre Demenz vergessen, an guten Tagen wartet sie sogar auf ein Jobangebot der Tagespflege, die sie wochentags besucht, schließlich hält sie den Laden ja am Laufen („...und die anderen sind ja alle beklopft!").

Es ist schlichtweg eine Prioritätenfrage: Darf die Außenwirkung und das Bedürfnis nach Kontrolle wichtiger sein als das Selbstbewusstsein, der Selbstwert und die Selbstbestimmung demenziell veränderter Menschen? Wie lässt sich dieser Ansatz auf die professionelle Versorgung von Menschen mit Demenz übertragen und eine entsprechende Haltung entwickeln?

Was ist professionell?

Ich habe mal den Fehler gemacht, diese Frage mit einem Referenten zu diskutieren, der ursprünglich Krankenpfleger war. In der Altenpflege und insbesondere in der Pflege von Menschen mit Demenz ist etwas anderes professionell als in der Krankenpflege. Nicht nur die Rahmenbedingungen, auch die Altersstrukturen und damit verbundenen Bedürfnisse haben sich verändert. Das mehr als fragwürdige Argument „Pflegestufe" zählt mit Einführung der Pflegegrade nicht mehr. Die Argumente „aber das haben wir schon immer so gemacht" und „ich würde es ja gerne anders machen, aber die anderen...", oder in letzter Instanz „aber die Bewohner/Angehörigen bestehen darauf!" sind dagegen wirkliche Killerphrasen, die auch mich als Expertin noch ab und zu lähmen wissen. Mit Fakten und wissenschaftlicher Evidenz kommt man in der Pflegepraxis nicht weit, deswegen erwähne ich nur am Rande, dass das tägliche Waschen, vor allem auf herkömmliche Art, der Haut mehr schadet als nützt, es macht sie anfällig. Solange Menschen sich selbst nicht gefährden, haben sie das Recht auf Selbstbestimmung. Übergewicht, Zahnsteinbildung und der Verzicht auf Ganzkörperwaschungen stellen kein lebensbedrohliches Risiko dar.

In der Diskussion lohnt es sich, immer wieder abzustimmen, ob gerade von den Idealen der Krankenpflege oder Altenpflege gesprochen wird. Für die neue Vorgehensweise ist eine andere Haltung erforderlich, und die lässt sich nicht anordnen. Die Mehrzahl der von der Veränderung Betroffenen ist zu überzeugen oder überhaupt damit zu konfrontieren, dass das Bisherige längst überholt ist und dann für das Neue zu begeistern.

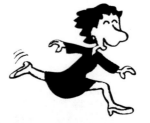

7.1 Haltungsentwicklung

Ich persönlich bin ja froh, wenn ich schlafe und würde mich sehr ärgern, wenn man mich weckt, um mich „richtig" zu lagern und mir mal kurz an die Wäsche zu gehen. Der gute Kontakt zu meiner Umgebung wäre für mich existenziell. Und wenigstens gefühlt möchte ich in meinem Leben Bestimmer bleiben, mit meinen Begleitern auf Augenhöhe sein. Ich möchte auf keinen Fall gewogen werden, die Messeinheit Lieblingshose muss reichen!

Wie sieht es in Ihrer Pflegeeinrichtung aus? Wäre ich damit bei Ihnen gut untergebracht?

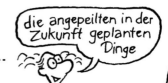

Kollegen sensibilisieren mit dem Perspektivwechsel

Diese Abfrage können Sie vollkommen losgelöst in der nächsten Übergabe anbringen. Aus ihr lässt sich regelrecht eine Agenda ableiten. Viele Punkte sind einfach und sofort, absolut zufriedenheitsstiftend und meist ohne Kosten oder Anträge umzusetzen.

Sie brauchen: Flipchart & Papier, Stift, 15 Minuten Zeit, Teilnehmerzahl unbegrenzt. Die Frage:

Als Mitarbeiter kennen Sie den Tagesablauf, die Strukturen und Gepflogenheiten, die Kollegen, die offiziellen und die heimlichen Regeln.
Was genau würde Sie persönlich als hilfebedürftiger Mensch in Ihrer Einrichtung stören?

Hilfestellung: Manchen Pflegekräften fällt es wirklich schwer, gedanklich die eigene Perspektive zu verlassen. Machen Sie ihnen bewusst: Kein Mensch ist freiwillig pflege- oder hilfebedürftig. Es passiert einfach, man kann es sich nicht aussuchen.

Was wäre in dem Fall ein besonderes Bedürfnis?

Was spricht dagegen und was spricht alles dafür, es anders zu tun?

Ich frage immer ganz neugierig nach: Welche Vorgaben oder Regeln könnten sich der neuen Idee in den Weg stellen? Meist wird es erst einmal still, diese Herangehensweise ist ungewohnt. Dann sammeln wir, erst einmal ohne Bewertung und Auslese. Wenn nur ein Mitarbeiter glaubt, es gibt diese Regel, dann kommt sie auf den Tisch, das ist nicht verhandelbar. Wenn jemandem nichts einfällt, darf er sich einfach zurücklehnen und zuhören. In kürzester Zeit fängt es an zu fließen, meist in Erinnerungen schwelgend und lachend, vor allem die geheimen Regeln (jeder kennt sie, aber offiziell sind sie nicht) sind oft wirklich schräg. Und die Leitungskräfte kommen aus dem Staunen nicht heraus, sie sind überrascht von deren Existenz und verstehen oft die Welt nicht mehr.

 BEGLEITEN DÜRFEN.

Unausgesprochene Regeln auf den Tisch legen

Jede vermeintliche Vorgabe, Frage oder Befürchtung wird auf einem Blatt Papier so einfach und verständlich wie möglich in Worte gefasst. Es kommt meist mehr zusammen, wenn die Leitung erst später dazu stößt. Die Diskussion um die Herkunft und den Wahrheitsgehalt pflege ich dann kurz zu halten. Weiterführender ist ein klares Statement der Leitung oder die genaue Prüfung der fachlichen Vorgabe durch die Mitarbeiter. Sie dürfen sie überprüfen.

Welche Regeln (offizielle und heimliche) könnten sich den neuen Prioritäten in den Weg stellen?

Im ersten Schritt bitte einfach nur suchen, einsammeln und aufschreiben.

> Wer sitzt, hat zu viel Zeit!

> Schichten sind zu Ende zu bringen.

> Der Nachtdienst wäscht nicht, Sie müssen bis 7 Uhr warten

>

>

>

>

>

Im zweiten Schritt könnten Sie Gegenregeln erarbeiten, um bewusst gegen an zu steuern.

Aus dem Nähkästchen: Im Hospital war die Gewohnheit zur Regel geworden: „Jeder Bewohner wird täglich von Kopf bis Fuß gewaschen." Um dieser inoffiziellen Vorgabe zu entkommen, wurde in der Arbeitsgruppe eine Gegenregel aufgestellt, die für alle sichtbar aushängt wurde. Mit einem Fingerzeig erinnern sich die Pflegekräfte gegenseitig daran:

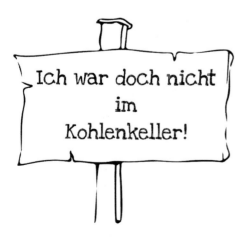

Ich war doch nicht im Kohlenkeller!

Die neue Regel:
Der Grundpflegebedarf wird täglich individuell mit den Bedürfnissen des Bewohners abgestimmt. Andere Bedürfnisse sind außen vor.

7.2 Ruhe, Gelassenheit und Sicherheit in Arbeitsabläufe bringen.

Viele Mitarbeiter der Pflege- und Betreuungsteams stellen die Qualität ihrer Arbeit selbst in Frage und haben trotz ausgeschöpfter Quantität ständig das Gefühl, nicht genug zu tun. Für die Pflege von Menschen mit Demenz sind deshalb andere Prioritäten herauszuarbeiten.

„Träumt einer allein, bleibt es ein Traum. Träumen wir gemeinsam, wird es Wirklichkeit.“

Dom Helder Camara

7.2.1 Pflegealltag entrümpeln, um Platz zu schaffen

Dafür ist zunächst in Erfahrung zu bringen, wo die Einrichtung steht - und die Diskussion beginnt. Die Mitarbeiter haben sehr unterschiedliche Wahrnehmungen, manchmal sogar widersprüchlich. Vorrangig geht es darum, die verschiedenen Wahrheiten des Systems erst einmal zu erfassen. Eine Bewertung im Sinne von „Was ist denn jetzt richtig?“ ist weder erforderlich noch weiterführend. Selbst wenn kein gemeinsamer Nenner zu finden ist, ist es hilfreich, von der Existenz der anderen Wahrheiten zu wissen. Schon allein die Zusammenführung dieser Informationen ist von unschätzbarem Wert für alle Beteiligten. Eine externe Moderation ermöglicht den gleichberechtigten Austausch, dann kann die Leitung voll mit einsteigen in diese Findungsphase (was ihr hoffentlich auch ein Bedürfnis ist).

„Einfach gut, dass wir mal darüber gesprochen haben.“

Aus den Projekten „Miteinander-Füreinander“ und „Freiraum“: Neugierig staunend hinterfragte ich die Tagesstruktur der Pflegeeinrichtung, um sie auf einem großen Papierbogen zu visualisieren. Wir traten einen Schritt zurück, um es auf uns wirken zu lassen: Grundpflege (mit Toilettengang) - Frühstück - Toilettengang - Beschäftigungsangebot - Toilettengang - Mittagessen - Toilettengang - Mittagsruhe - Toilettengang - Kaffeetrinken - optional Toilettengang - Beschäftigungsangebot - Toilettengang - Abendbrot - Toilettengang mit Grundpflege - zwei bis drei Inkontinenzversorgungen in der Nacht und die geheime Regel, dass der Nachtdienst schlecht gearbeitet hat, wenn die Bewohner morgens nass sind. Gelächter erfüllt den Raum und erlöst regelrecht, „voll peinlich“ finden die Pflegemitarbeiter den schon lange so zelebrierten Tagesablauf. Die Versorgung ist durchgetaktet und funktionsorientiert.

Nachdem wir einstimmig festgestellt hatten, dass keiner von uns in der Pflegebedürftigkeit aus dem Schlaf geholt werden will, damit die Pflegekraft unsere Einlage überprüfen kann, wurde zunächst dieser Bedarf grundlegend evaluiert und hat den nächtlichen Arbeitsanfall schon im ersten Durchgang spürbar reduziert. Es ist auch ein bisschen verrückt, nachts sogar Menschen zu wecken, denen es schwer fällt, in den Schlaf zu finden. Wenn sie sich regen, werden sie selbstverständlich und umgehend ihren Bedürfnissen entsprechend versorgt. Wenn sie einfach schlafen, dann freuen wir uns einfach für sie und mit ihnen. Das Material gibt es heutzutage erfreulicherweise her, auch inkontinente Menschen schlafen zu lassen, sie liegen nicht im Nassen. Vereinzelt war die Stärke des Inkontinenzmaterials anzupassen.

Auch in den anderen Schichten lohnt es sich zu hinterfragen, ob die angesetzten Maßnahmen wirklich im Sinne der Betroffenen sind. Zum Beispiel ist die Anzahl der Toilettengänge bei fast allen Bewohnern gleich groß. Sicher gibt es Damen und Herren, die bald stündlich das Bedürfnis haben, zur Toilette zu gehen. Aber genauso gibt es Menschen, denen neben der Morgen- und Abendtoilette viel weniger weitere Toilettengänge am Tag reichen, schließlich atmet und schwitzt man einen erheblichen Teil der Flüssigkeitseinfuhr auch einfach aus. Vielleicht geht der eine oder andere Bewohner nur mit, um in Kontakt zu kommen?

Die Arbeitsgruppen begeistern sich schnell für die Idee, ihr Versorgungsprogramm, das grundsätzlich durchlaufen wird, gegen ein Versorgungsangebot einzutauschen. Aber wie ist ein Umschwung im laufenden Betrieb möglich? Plötzlich sollen Vorgehensweisen losgelassen werden, die jahrzehntelang gefordert waren. Einer allein kann es nicht plötzlich anders machen. Eine einheitliche Vorgehensweise ist erforderlich, um nicht zu verwirren.
Gefragt ist eine neue Haltung, ohne die alte wirklich kritisieren zu wollen oder zu können. Einfach für mehr Freiraum. Das erfreuliche Ergebnis im gleichnamigen Projekt: Eine junge Pflege ist in den Vordergrund getreten und hat ihre Aufgabe neu definiert.

Abendstimmung!

Am Abend sind es die Bewohner, die drängeln. Ganz klassisch: Der letzte Abendbrotteller steht noch nicht auf dem Tisch, da verlangt der erste Bewohner bereits nach seiner Abendversorgung. Sie wissen: Jetzt kommt nichts mehr und der größere Teil möchte am liebsten sofort zu Bett. Spätestens um 19.30 Uhr ist der Aufenthaltsbereich wie leergefegt. Hier stellt sich die Frage, was zu tun ist, damit der Spätdienst sein Zeitfenster bis 20.45 Uhr wirklich ausnutzen kann, um mit weniger Druck eine wirklich individuelle Abendpflege durchzuführen. Im Projekt „Freiraum" wurde der Schwerpunkt der Betreuung verlegt & bei der Gelegenheit das Konzept weiterentwickelt:

Um 18 Uhr kommt eine Betreuungskraft in den Wohnbereich und bleibt bis 20 Uhr. Sie bespricht sich kurz mit dem Spätdienst, um „im Bilde" zu sein und gestaltet den Abend so, wie es dem öffentlichen Bereich der Wohngruppe gerade gut tut. Sie verbringt einfach Zeit mit den Menschen dort, lässt etwas entstehen und das ist übrigens viel interessanter als jedes Programm. Damit ist die Neugier der fitteren Bewohner geweckt und wenn gerade keiner bereit ist, zu gehen, kann zwischendurch schon mal dokumentiert werden.

In der Auswertung berichtet der Spätdienst von einer neuen Reihenfolge. Früher seien die Bewohner zuerst ins Bett gebracht worden, die es am lautesten eingefordert haben. Und das waren selten die, die es am ehesten gebraucht hätten. Der Spätdienst ist beliebt geworden, im Pflege- und Betreuungsteam gleichermaßen.

Das können Sie auch: **Die Reflektion der Tagesstruktur**

1. Setzen Sie zuerst die Übergabezeiten, dann die Essenszeiten als farbige Balken ein.

2. Fügen Sie das tägliche pflegerische & soziale Versorgungsprogramm ein, so wie normalerweise gearbeitet wird.

3. Markieren Sie die Phasen, in denen es besonders unentspannt ist.

Jetzt treten Sie einen Schritt zurück und betrachten es, als wäre es ein fremdes, unbekanntes Programm. Was fällt Ihnen auf? Welche Tipps haben Sie für die Programmverantwortlichen?

>

>

>

>

Beispiel:

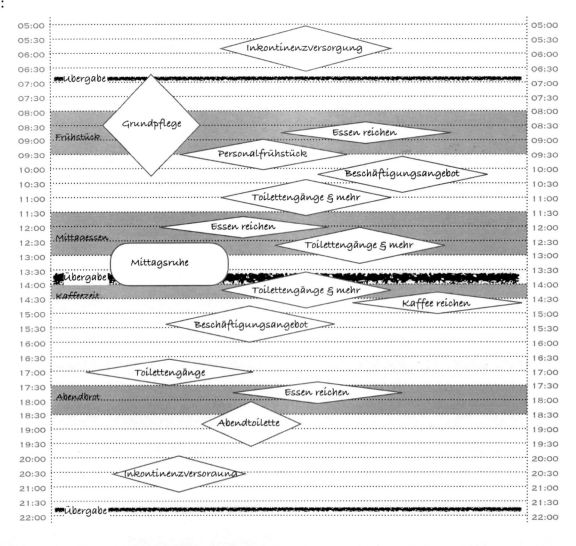

Tagesstrukturen visualisieren

00:00	00:00
00:30	00:30
01:00	01:00
01:30	01:30
02:00	02:00
02:30	02:30
03:00	03:00
03:30	03:30
04:00	04:00
04:30	04:30
05:00	05:00
05:30	05:30
06:00	06:00
06:30	06:30
07:00	07:00
07:30	07:30
08:00	08:00
08:30	08:30
09:00	09:00
09:30	09:30
10:00	10:00
10:30	10:30
11:00	11:00
11:30	11:30
12:00	12:00
12:30	12:30
13:00	13:00
13:30	13:30
14:00	14:00
14:30	14:30
15:00	15:00
15:30	15:30
16:00	16:00
16:30	16:30
17:00	17:00
17:30	17:30
18:00	18:00
18:30	18:30
19:00	19:00
19:30	19:30
20:00	20:00
20:30	20:30
21:00	21:00
21:30	21:30
22:00	22:00
22:30	22:30
23:00	23:00
23:30	23:30
00:00	00:00

7.2.2 Kontinuität reinbringen

Gefühlt gibt es keine Schwankungen im Personaleinsatz. Werden die Kontoauszüge der Pflegezeit, die Ist-Dienstpläne ausgewertet, kommen jedoch zum Teil massive Schwankungen zu Tage. Sie bringen eine große Unruhe in die Arbeitsabläufe. Die Kontinuität, die im Nachtdienst selbstverständlich ist, brauchen wir auch am Tag, für mehr Ruhe, Gelassenheit und Sicherheit an der Pflegebasis. Es profitieren die pflegenden und betreuenden Kräfte genauso wie die Bewohner.

Kapitel 3 im ersten Teil befasst sich sehr ausführlich damit. Ergänzend eine Idee zur Darstellung der Standardbesetzung an Wochentagen (für das Wochenende gibt es Plan B):

Frühdienst: F1 (7h), F5 (6h), F4 (6h), FJ (2,25h), FJ (2,25h) = 23,5 Stunden
Spätdienst: S1 (7h), S2 (6,5h), So (6h) = 19,5 Stunden

Und eine Ergänzung zu Seite 40: **Wofür die Tourenpläne gut sind - und wofür nicht:**
Tourenpläne sind „so könnte es gut laufen-wenn alles ist wie immer-Pläne".
Wenn es nicht so läuft wie immer, dann ist eine Absprache erforderlich.

- Tourenpläne stellen sicher, dass auch ohne weitere tägliche Absprache jeder Bewohner in seinem gewohnten Zeitfenster versorgt wird, egal wer im Dienst ist.

- mit der Tourenplanung kann das Pflegeteam ein Gleichgewicht herstellen, damit die Arbeit gerecht und sinnvoll verteilt ist. Jeder sollte jede Tour übernehmen wollen.

- kürzere Schichten brauchen kleinere Touren. Die Tour der Schichtleitung braucht Zeitpuffer für die medizinische Versorgung und Organisatorisches zwischendurch.

- die Angabe der Uhrzeit hilft zu überprüfen, ob man ungefähr im Plan ist oder nicht, ob man sich sputen sollte oder Zeit nehmen kann für einen kleinen Extrabedarf des Bewohners.

- Die Tourenpläne sind nicht in Stein gemeisselt, können bei Bedarf jederzeit angepasst werden, allerdings nicht im Alleingang! Es sollte vorher im Team beschlossen werden.

- Tourenpläne setzen voraus, dass die Mitarbeiter wissen, was bei den jeweiligen Bewohnern zu tun ist. Diese Informationen wären sonst der Pflegedokumentation zu entnehmen. Vereinzelt sind Hinweise erlaubt, aber wirklich nur ein Stichwort wie „Haftcreme!" oder „rechte Ferse!". Und wenn jemand nichts damit anzufangen weiß, kann er ja nachfragen.

7.2.3 Wir sind zu Recht nicht fertig! Barrierefreie Schichtgrenzen

„Ich muss gleich wieder hoch! Herr Meier hatte heute nachmittag eine schwere Krise, weil seine Frau nicht kam und dann ging die Veranstaltung bis nach 19 Uhr. Jetzt habe ich gleich noch drei Bewohner zu versorgen und die Pflegewagen sind auch noch nicht aufgefüllt."

Die Pflegekräfte kennen diese Situation, von beiden Seiten:

1. Zu Beginn der Schicht „Nacharbeiten" aufgetragen bekommen (das entspricht nicht dem Deal)

2. bis zum Ende der Schicht nicht fertig sein, weil einfach zu viel dazwischen gekommen ist.

Im Projekt „Mehr Zeit für die Pflege" lautete ein Ziel: **„Wir pflegen rund um die Uhr: Die Bewohner bekommen, was sie brauchen wann sie es brauchen - das ist unsere gemeinsame schichtübergreifende Aufgabe."** *Es war das Gegenstück zu den automatisierten Rechtfertigungen. In der Übergabe wird mitgeteilt, wie weit man gekommen ist, damit die nächste Schicht an der Stelle weiter machen kann.*

„Wir wollen uns nicht rechtfertigen. Wir brauchen uns nicht rechtfertigen." war das Mantra, mit dem man sich gegenseitig an das gemeinsame Ziel erinnerte. Um der Übertragung von Aufgaben das befehlshaberische zu nehmen, gab es ein „Aha". Damit kann ich den Auftrag quittieren und behalte mir vor, ihn auszuführen. Die Information ist wichtig, aber mit Verstand zwischen den Ohren kann ich selbst entscheiden, wie es in dieser Schicht weiter geht, ich werde den Bedarf erkennen.

Was machen wir dann anstatt dessen?

Wofür entstehende Zeitpuffer genutzt werden können - und wofür sie nicht genutzt werden sollten, darüber sollte man sich einig sein, bevor Freiräume entstanden sind. Aus folgenden Gründen:

1. motiviert es die Mitarbeiter, wirklich mitzuziehen, wenn sie erkennen, dass sie selbst und ihre Bewohner davon profitieren, niemand sonst. Das macht es einfacher.

2. Die Zeit kann auch schlechter eingesetzt werden, z.B. für Putzarbeiten:

Mir fiel ehrlich gesagt alles aus dem Gesicht, als eine Wohnbereichsleitung als Projektergebnis stolz verkündete: Endlich können die Nachttische wieder regelmäßig desinfiziert werden. Ich habe nichts gegen Hygiene, aber das Ergebnis: „Ich habe Frau M. in aller Ruhe die Füße gebadet, das haben wir beide genossen" oder „ich habe mir Zeit genommen für Herrn F., dem es wirklich schlecht ging." gefällt mir besser.

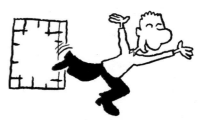

7.3 In Kontakt kommen

Die hohe Kunst der gerontopsychiatrischen Pflege ist es, eine pflegerische oder therapeutische Maßnahme hinter den Kontakt zum Menschen zu stellen.

Meine persönlichen Lieblingsmomente für guten Kontakt:
„Was machst Du eigentlich beruflich?" Das hat mich mal eine Bewohnerin gefragt, nachdem sie bemerkt hatte, dass ich ständig da war. Was für ein Kompliment, es hat mir Authentizität bescheinigt. Ein anderer Lieblingsmoment war die pflegerische Versorgung eines wirklich schwierigen Kandidaten, er wollte sich nie waschen lassen. Wir quatschten ganz nett miteinander und als ich schon am Aufräumen war, sagte er ganz versöhnlich: Sie wollten mich doch waschen? Dabei war es längst passiert. Ich hatte es geschafft, die verhasste Aktion zur Nebensache zu machen.

> Einladung: Machen Sie sich auf die Suche nach Ihren persönlichen Lieblingsmomenten.
> Erzählen Sie bei Gelegenheit davon und werden sich ihrer Schönheit bewusst.
> Das wird neue Lieblingsmomente nach sich ziehen, versprochen!
>
> meine persönlichen Lieblingsmomente:
>
> >
>
> >
>
> >
>
> >

Im Projekt „Mensch!" kam die Idee „Tischzeit" gut an. Dafür werden die personellen Ressourcen zur Mittagszeit gebündelt, in einem vorgegebenen Zeitfenster sind alle Mitarbeiter der Pflege-und Betreuung präsent und machen das Mittagessen zum Highlight des Tages für die Bewohner. Durch bloße Teilnahme wird eine familiäre Atmosphäre geschaffen, die alle miteinander verbindet. Die Mitarbeiter begreifen es als Teil ihrer Arbeit, sich dazu zu setzen und können das Tischgespräch moderieren, ein Gebet sprechen oder mit dem therapeutischen Happen zum Essen anleiten, natürlich auch essen reichen oder einfach nur dabei sein. Für eine halbe Stunde sitzt man beisammen, keiner der Mitarbeiter geht zur Toilette oder rauchen und die Telefone haben hier nichts zu suchen. Man nimmt sich die Zeit. Es war ein wichtiger Ansatz, um zusammen zu finden, auf allen Ebenen.

KONTAKTE

   BEGLEITEN DÜRFEN.

7.4 Das Pflege- und Betreuungsteam erkennt den gemeinsamen Auftrag

Jede Einrichtung hat ihre eigenen Begrifflichkeiten dafür und ich unterscheide nur noch „das Soziale" und „die Pflege". Beide Bereiche für sich leisten oft wirklich gute Arbeit. Das Miteinander ist in vielen Fällen ein eher persönliches Ding, man reagiert dünnhäutig auf jede Form der Berührung. „Die Pflege" ist nachhaltig beleidigt, wenn ich feststelle, dass dem Bewohner der soziale Part der Versorgung mit Sicherheit besser gefällt. Und „das Soziale" ist komplett blockiert nach der Feststellung, dass der soziale Bedarf am Nachmittag und Abend entschieden größer ist als am Vormittag, weil das den Schwerpunkt ihrer Arbeit in den Spätdienst rücken könnte.

Der Bewohner gibt den Takt an, er ist der Dirigent! Gerne erinnere ich auch an die Grundidee von § 87b, nach der das Betreuungsangebot vor allem zu konzipieren ist für Menschen, die sich selbst nicht mehr beschäftigen können und sich auffällig verhalten, dadurch das Zusammenleben erschweren. Es ist für mich „das Pflege- und Betreuungsteam" mit dem gemeinsamen Auftrag, die Menschen in dieser Lebensphase zu begleiten.

Im Amerikanischen heißt „der soziale Bereich" übrigens „Recreation", das zu übersetzen ist mit Freizeitbeschäftigung, aber auch Entspannung, Erholung, Wiederherstellung, Pause. Auseinandergenommen lässt es sich noch anders übersetzen: „re" steht für wieder, zurück und „creation" beinhaltet das Wort Kreation, mit dem ich automatisch Kreativität verbinde. Kreativ werden können wir nur mit entsprechenden Freiräumen, in denen uns nichts serviert wird.

Kleine Ansätze mit großer Wirkung:

- ✓ Die Pläne des sozialen Bereiches werden von Hand geschrieben & personifiziert.
- ✓ Männliche Skatrunden und Vatertagstouren, in männlicher Begleitung (ggf. ehrenamtlich).
- ✓ „Planlose" Betreuungszeiten wie in der Abendstimmung, in denen alles entstehen darf.
- ✓ Eine Wochenenddienstverschönerung z.B. durch die gemeinsame Übergabe, in der Pläne für die nächste Woche geschmiedet werden.

7.5 Was ist, wenn die unübliche & ungewohnte Herangehensweise kritisiert wird?

Die offene und wiederholte Auseinandersetzung mit den Ängsten und Befürchtungen jedes Einzelnen ist in dieser Entwicklung unverzichtbar. „Was befürchtest Du, was passieren könnte?" Es gilt, sie nicht nur für den Moment zu stärken. Sie müssen sich behaupten können in der nächsten Prüfung, sei es durch Bewohner, Kollegen, Angehörige oder andere Prüfinstanzen.
Für die Pflegekräfte ist es ganz wichtig zu erfahren, dass sie sich in diesem Veränderungsprozess mit all seinen Folgen auf die Rückendeckung der Leitung verlassen können. Liebe Leitung, bitte bestätigen Sie das, gerne mehrfach und auf unterschiedlichen Wegen.

8. Zeit für die Eigenpflege

Würden Sie zu einem Zahnarzt gehen, der nur noch Zahnreste im Mund hat? Oder zu einem Finanzberater, der wegen Steuerhinterziehung vorbestraft ist? Die haben ganz bestimmt eine plausibel klingende Erklärung dafür. Auch bei der Polizei und der Feuerwehr hat die Missachtung der Sicherheitshierarchie wirklich berufliche Konsequenzen. Sie wollen und sollen helfen, dürfen sich dabei selbst aber nicht unverhältnismäßig gefährden. Die eigentliche Frage ist:

Kann jemand, der für sich selbst nicht gut sorgt, für andere sorgen?

Für die Pflege gilt: Wenn es mir gut geht, kann ich so viel besser auch für andere sorgen. Dieser Selbstpflegepart ist im Thema „Aggressionen & Gewalt in der Welt der Pflege" gewachsen. An dieser Stelle möchte ich die Aufgabe der Langzeitpflege ergänzen: Das Gewohnte in geschützter Umgebung fortführen, mit allen Gefühlen, die dazu gehören. Bleiben wir kurz bei dem einen negativen Gefühl, für das ich eine positive Darstellung gefunden habe:

> *„Aggression als eine Energieform,*
> *die jeder Mensch benötigt,*
> *um seine Interessen vertreten zu können."*

In dieser Fortbildung setzen wir uns vor allem mit den eigenen Gefühlen auseinander. Wenn ich mir bewusst bin, wie es sich anfühlt, wenn Aggressionen aufsteigen und in mir wachsen, dann kann ich es auch bei meinem Gegenüber besser und vielleicht rechtzeitig wahrnehmen. Versuche ich meine Emotionen auszublenden, verstärkt es sie noch und oder lässt mich abstumpfen, dann kann ich sie aber auch bei meinem Gegenüber nicht mehr spüren.

In der Versorgung von Menschen mit Demenz bedeutet professionelle Distanz, ich kann das Gefühl für den Moment spüren, damit umgehen und es nach Verlassen der Situation wieder loslassen. Zur Selbstpflege ist es gut, innerlich ein kleines Armaturenbrett einzurichten mit einer Tankanzeige und einer Warnleuchte, die anfängt zu blinken, wenn der Druck zu hoch wird.

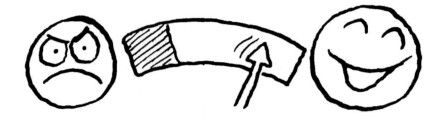

 Begleiten dürfen.

8.1 Wo sind meine Tankstellen?

Was kann ich tun, damit es mir wieder besser geht?

Ihr Auto hat einen Tank und eine Anzeige und wenn der Tank leer ist oder nicht mehr voll genug für die Strecke, die Sie kurzfristig zurücklegen wollen, gehen Sie tanken. Und zwar nicht irgendwo, sondern an einer Tankstelle, die Ihnen das gibt, was sie brauchen. Vielleicht ist sie besonders günstig oder nah oder die haben ihr Lieblingskaugummi im Verkauf.

Wie sieht es mit Ihrem persönlichen Tank aus? Auch der hat eine Anzeige, die die Menschen um Sie herum meist besser kennen als Sie selbst. Wenn der Tank randvoll ist, sind Sie stark und es ist gut, in Ihrer Nähe zu sein. Je leerer er wird, desto dünnhäutiger macht Sie das vielleicht und Sie reagieren womöglich anders als mit einem vollen Tank. Wenn er leer ist, hängen Sie durch. Vielleicht verrät Ihnen Ihre beste Freundin, woran sie erkennt, wie voll Ihr Tank ist.

Erst wenn wir unsere Tankstellen kennen, können wir sie bewerten und dann bewusst anfahren.

Was sind Ihre Tankstellen im Leben? Was gibt Ihnen Ihre Energie zurück?

Aber auch: Was kostet Sie besonders viel Energie? Was frisst Sie auf?

Wie könnten Sie sich vor Verschwendung schützen?

>

>

>

>

>

>

>

>

Was sind meine Ventile?
Wie und wo kann ich schadenfrei Druck ablassen?

Für Ventile hält als Beispiel der Schnellkochtopf her. Wird der Druck zu hoch, kann man über das Ventil gezielt und kontrolliert Druck ablassen, ihn darüber regulieren. Ohne das Ventil würde er irgendwann unkontrolliert und mit großem Schaden explodieren.

Sport ist für viele Menschen ein hilfreiches Ventil, um den Kopf frei zu bekommen. Einige lassen Dampf ab, indem sie eine rauchen gehen. Oder indem sie den ganzen Ärger jemandem erzählen. Es ist ungleich schwieriger, Tankstellen und Ventile auszumachen, wenn es einem schlecht geht (der Tank leer und der Druck hoch ist). Überhaupt ist es sportlich, genau in diesem Moment etwas für sich zu tun. Ich habe in meinem iPad eine Liste mit meinen persönlichen Tankstellen und Ventilen angelegt. Wenn es mir nicht so gut geht, dann öffne ich sie und suche mir etwas aus. Manchmal passt nichts davon, dann nutze ich den Ärger darüber, um mir etwas Neues einfallen zu lassen. Und weil ich sie sammle, finde ich ständig neue Tankstellen & Ventile.

Ich verrate Ihnen eine Tankstelle, mit der dieses Buch entstehen konnte: Fische füttern. Ich weiß einen See mit vielen Fischen und die Fische kennen mich inzwischen. Das Wasser fängt regelrecht an zu kochen, wenn ich nur in die Nähe komme. Das baut mich auf, inspiriert mich und gibt mir die Energie, neben all den schönen Projekten bundesweit und meiner stromziehenden Schwiegermutter zuhause auch noch ein Buch zu schreiben. Apropos Schwiegermutter...

Quietschvergnügt sitzt meine Schwiegermutter am Esstisch und mümmelt Karottensticks. Ihr Besuch hat sie gerade zurück gebracht. Eigentlich wollten sie zusammen etwas unternehmen, „aber Ingrid geht es ja heute so schlecht, das hat kein Zweck", also wurde die Verabredung vorzeitig für beendet erklärt. Kopfschüttelnd wundere ich mich und ernte ein Strahlen der alten Dame. „Kann ich was tun?" fragt sie. Vollkommen irritiert guckt ihre Bekannte noch einmal um Ecke. So schnell, wie sich das Befinden geändert hat, hatte sie es nicht bis zur Haustür geschafft.

Menschen mit Demenz kann man nichts vormachen. Ihr Befinden ist abhängig vom Befinden ihres direkten Umfeldes. Sie spüren Befindlichkeiten und spiegeln sie unbewusst. Dem Besuch selbst ging es nicht gut, bestimmt hat die demenzielle Veränderung ihrer Bekannten sie überfordert. Das konnte meine Schwiegermutter wiederum nicht ertragen. Ihr Gangbild veränderte sich, sie begann zu stöhnen und zu seufzen, schüttelte den Kopf.

8.2 Bessere Konditionen durch echte Auszeiten

Die Pause ist ein heißes Eisen! Der gemeinsame Rückzug in den hinteren Teil des Dienstzimmers oder in eine andere Ecke im Wohnbereich ist zwar sehr beliebt, hat aber keinerlei Erholungswert. Das Telefon klingelt und Angehörige oder Ärzte freuen sich, jemanden anzutreffen, der offensichtlich Zeit hat. Im schlimmsten Fall werden besonders auffällige Bewohner sogar mitgenommen, um sie im Blick zu haben. Viele Mitarbeiter sagen auch, sie können gar keine Pause nehmen. Vermutlich nehmen sie sich schon ihre Auszeiten, die sich aber nicht anfühlen wie Pausen (die verpönte Zigarette auf dem Balkon, der gestresste Biss ins Brötchen oder der persönliche Schnack mit der Kollegin zwischen Tür und Angel). Das sind alles keine echten Pausen.

Und machmal wollen sie zwangsbeglückt werden

In der Einrichtung mit dem Projekt „Freiraum" gibt es fernab vom Stationsalltag und doch sehr zentral die Cafeteria, in der die Mitarbeiter ungestört und ungesehen Pause machen können. Der Raum ist nicht nur groß, hell und relativ gemütlich, sondern auch perfekt ausgestattet für die Pause, es ist einfach alles da: Geschirr, Servietten, Mikrowelle, Wasserkocher, eine Kiste Wasser und ein Automat mit Kaffeespezialitäten, für den die Mitarbeiter wirklich zum Selbstkostenpreis Taler erwerben können. Das dreckige Geschirr dürfen sie dort einfach abstellen. Direkt gegenüber ist die Küche, die vorbestelltes Essen hier bereit stellt. Und kaum einer macht dort Pause. Warum nicht?

Wir haben hier allen Befürchtungen Raum gegeben, sie beleuchtet und diskutiert und obwohl die Lösung so vollkommen war, wollte keiner sie haben. In diesem Prozess habe ich mir als Projektcoach Sorgen gemacht um die, die sich zwischenzeitlich für die echte Pause stark gemacht haben. Sie sind in der Regel auch immer wieder eingeknickt, wurden regelrecht bearbeitet. Es ist wie ein Verrat, wenn man für eine ungestörte Pause bereit ist, die Gruppe zu verlassen. Man wird untreu sozusagen, wenn man mit Menschen aus anderen Bereichen pausiert und dann schlimmstenfalls auch noch aufgefrischt & fröhlich zurück kommt.

Das Thema Pause ist eine wirklich heilige Kuh, die ich nur ungern anfasse. In dieser Einrichtung hat die Pflegedienstleitung durchgegriffen, die Pausen im Wohnbereich verboten und die Kaffeemaschinen aus den Dienstzimmern entfernt. Im ersten Moment waren alle überzeugt davon, dass ihnen etwas genommen wurde. Im Ärger darüber suchte man andere Orte auf, mied weiterhin die geschützte Cafeteria als Pausenraum. Nach und nach wurden sie dann aber milder und ein viertel Jahr später sind alle Bereiche zusammengerückt, die Stimmung ist toll. Sie bestellen sich im Spätdienst Pizza und bringen den Kollegen Kuchen mit.

Ist es nicht schön? Ungestört essen und vor allem kein schlechtes Gewissen haben, wenn man beim Pausieren „erwischt" wird, obwohl die Zeit unbezahlt ist. Es staut sich auch keine Arbeit mehr auf in dieser Zeit, weil die zweite Hälfte der Besetzung im Wohnbereich ja die Stellung hält, die gemeinsame Aufgabe weiter führt. Da es Pausenkorridore gibt und die Regelung für alle Mitarbeiter gilt, muss man nie alleine pausieren und darf feststellen: Die anderen sind auch ganz nett! Und irgendwann zugeben können: So eine Pause tut gut!

Wenn die Mitarbeiter eine Lösung selbst entdecken dürfen, können sie sie besser annehmen, sie wollen sie haben. Echte Pausen oder kürzere Schichten für eine höhere Präsenz sind dagegen Verbesserungsmöglichkeiten, die nicht gefunden werden wollen, weil sie die Arbeitsbedingungen angeblich noch verschlechtern. Im ersten Moment mag das auch so aussehen, deswegen rate ich an dieser Stelle ausnahmsweise zur Zwangsbeglückung, einfach aus der positiven Erfahrung heraus. Es kostet was, aber es lohnt sich wirklich.

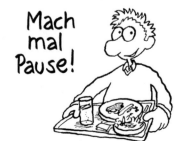

8.3 Teampartner

Mit wem arbeite ich am liebsten zusammen? Und mit wem arbeite ich gar nicht gerne zusammen? Die, die gerne miteinander arbeiten, arbeiten Hand in Hand. Menschen, die sich weniger schätzen, arbeiten nebeneinander her und ärgern sich möglicherweise noch über die Arbeitsweise des anderen. Wir können uns in der Regel nicht aussuchen, mit wem wir arbeiten wollen. Und deswegen ist diese Überlegung weiterführend. Die, mit denen ich wirklich gerne zusammen arbeite, sollte ich es bei nächster Gelegenheit sagen. Einfach nur so, erwartungsfrei sozusagen. Ich beschenke mich selbst, in dem ich jemand anderem ein ganz ehrliches Kompliment mache oder einfach nur feststelle: „Das hat wieder Spaß gemacht mit Dir." Nur zur Dekoration sozusagen, nicht zum Bearbeiten.

Und was machen wir mit denen, die am anderen Ende der Hitliste stehen, den unbeliebtesten Schichtpartnern? Es wäre unprofessionell und außerdem sehr verletzend, sie zu veröffentlichen. Aber es gibt sie und zweckdienlich wäre es, auch mit ihnen ein Miteinander zu finden, weil die Schichten nebeneinander einfach so viel schlechter zu bewältigen sind. Außerdem arbeitet die Pflege ja immer vor und mit einem breiten Publikum - und die kriegen das sehr wohl mit.

Wir haben so viele Krisen gemeistert. Weißt Du noch?

Das war eine harte Woche? Der Nachgeschmack lässt sich am besten in geschlossener Runde verbessern. Teilen Sie Ihren ganz persönlichen Lieblingsmoment oder ihre Lieblingskrise. Diese Erzählrunde wird sicher lustig, ist voller Emotionen und stärkt das Team. Meine große Bitte: Beziehen Sie neuere Kollegen ganz bewusst ein, in dem Sie die Geschichte ihm erzählen (alle anderen kennen die Story ja schon). Wer gerade nichts zu erzählen hat, lehnt sich zurück und hört zu, automatisch werden dann eigene Geschichten präsent. Eine Krise aus meiner aktiven Zeit:

Wir waren morgens in der Übergabe, als die Gräfin erschien (es war wirklich eine Gräfin!). Sie erschien immer überall, war rund um die Uhr im ganzen Haus unterwegs. Dieses Mal brachte sie uns etwas mit: eine Schüssel. In dieser Schüssel waren Zahnprothesen! Die Gräfin war durch ganz viele Pflegebäder gelaufen und hatte die Zähne eingesammelt. Manche hatten einen hohen Wiedererkennungswert und konnten schnell zu ihrem Besitzer zurück. Es gab aber auch eine handvoll Prothesen, die sich einfach zu ähnlich waren, und so hat es Wochen gedauert, bis diese Krise aufgearbeitet war.

Erinnerungen

 BEGLEITEN DÜRFEN.

Sie verbringen so viel Zeit miteinander! Wichtig für ein gutes Betriebsklima: Wenn Sie mit jemandem ein Problem haben, können Sie das mit ihm besprechen - und sonst mit keinem aus dem Kreis, das wäre nicht fair gehandelt. Aber machmal tut es gut, einfach Dampf abzulassen.

Zwei Möglichkeiten, um sauber zu bleiben:

1. Fragen Sie jemanden, der die entsprechende Person am besten gar nicht kennt, ob er Ihnen kurz den Mülleimer halten mag und erklären kurz: „Ich will gerade keinen Rat, ich will es einfach nur loswerden. Gib mir fünf Minuten und dann geht es mir bestimmt viel besser." Und dann lassen Sie ganz gepflegt mal alles ab, was raus muss, damit es Ihnen besser geht. Der Inhalt wird nicht analysiert, Tüte zu und gut. Bitte bedanken Sie sich und vielleicht mögen Sie ihm ja einen ähnlichen Dienst anbieten.

2. Der Schimpfbrief: Ich kenne ihn noch aus meiner Grundschulzeit. In ihm wird einfach alles Negative von der Leber weg geschrieben, absolut unsachlich und voller Emotionen, gerne komplett übertrieben. Er wird anders als in der Grundschule nicht weiter gegeben. Entweder verbrennen Sie ihn oder schreddern ihnen oder bewahren ihn auf, um ein paar Wochen oder Monate später darüber zu staunen, was aus der Geschichte inzwischen geworden ist.

Der Effekt: Ist das ganze „Schlechte" erst mal draußen, kommt häufig noch etwas Gutes zum Vorschein (wenn man bereit ist, es zu sehen).

Wenn es Ihnen jetzt besser geht, können wir konstruktiv arbeiten. Hierzu eine kleine Geschichte:

Susanne hieß das Mädchen, dem ich nie begegnet bin. Und doch war sie allgegenwärtig. Mindestens einmal die Woche arbeitete meine Tochter sich an ihr ab, ohne ihr wirklich etwas vorwerfen zu können. Sie regte sich einfach auf über dieses kleine Mädchen aus ihrer Grundschule, das nun auch noch die gleiche weiterführende Schule anvisierte. Weitere sechs Jahre habe ich keine Lust auf die Schimpftiraden beim Abendbrot, deswegen machte ich eine Ansage: „Nenne uns drei positive Eigenschaften von diesem Mädchen, bevor Du hier weiter auf sie schimpfen darfst." Es hat fast eine Woche gedauert, bis Merle die drei Eigenschaften zusammen hatte und ich kann mich nur noch an eine erinnern: „Der Rucksack, den sie hat, ist eigentlich ganz cool!", aber Susanne war nie wieder Thema. Irgendwann fragte ich nach und es kam nur Gleichmut: „Ach, Susanne..."

Jeder Mensch hat etwas Schönes an sich, man muss es nur sehen wollen. Wer nervt Sie gerade kolossal? Wenn sich das ändern soll, finden Sie bitte fünf Eigenschaften, die Sie an ihm schätzen. Vielleicht sind es sogar Eigenschaften, von denen Sie auch gut ein wenig vertragen können?

8.4 Wer glaubt an meine Möglichkeiten, wenn nicht ich?

„Du bist der disziplinierteste Mensch, den ich kenne!" Ungläubig schüttelte ich den Kopf, ich bin doch nicht diszipliniert. Kennt sie mein wahres Ich nicht? Ich esse wahnsinnig gern und inzwischen setzt es leider auch an, mein Sixpack ist mit Speck ummantelt. Und ich liebe guten roten Wein, davon trinke ich manchmal mehr als ich will. Helga ließ sich nicht beirren, „Wenn Du nicht mehr rauchen willst, hörst Du einfach auf damit. Wenn Du nichts trinken willst, trinkst Du nichts." Woher weiß sie das mit dem Rauchen? So lange kennen wir uns doch noch gar nicht. Entschieden beendet sie diese Diskussion.

Ein paar Tage später war ich im Supermarkt, um leckeres Obst und Gemüse zu kaufen. Plötzlich fand ich mich vor dem Süßwarenregal wieder. Es gibt wieder diese mit Nougatcreme gefüllten Haselnusskekse und eigentlich würde sich ein Glas mit Lakritzen in meinem Büro gut machen (voraussichtliche Halbwertzeit: zwei Stunden). Dann dachte ich an Helgas Worte, erhob mein Haupt und ging stolz wie Bolle zur Kasse, ohne Süssigkeiten. Jetzt bin ich wirklich diszipliniert. Und es stärkt mich für das nächste Mal.

Manchmal reicht es auch, wenn andere an einen glauben, damit kann man auch wachsen.

Einladung: Finden Sie heraus, worin Sie wirklich gut sind. Lassen Sie sich überraschen! Es ist einfacher, die Schwächen herauszuarbeiten. Sie bringen uns aber nicht weiter, geben uns keinen Halt in kritischen/schwierigen Situationen. Finden Sie fünf Dinge, die Sie wirklich gut können. Fünf! Fragen Sie Ihre beste Freundin, und nehmen Sie die Antwort bedingungslos an. Sie wird es ja wohl wissen, Ende der Diskussion. Ganz wichtig: Bitte schreiben Sie sie auf, zur Not heimlich.

1.

2.

3.

4.

5.

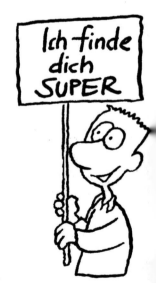

© NICOLE OSTERHOLZ   BEGLEITEN DÜRFEN.

9. Über die wunderbare Kunst des Führens und geführt werdens

Ihre Augen leuchteten. Ich hatte sie gefragt, ob sie beim Tanzen schon einmal richtig geführt wurde und die Antwort lag auf der Hand. „Er hat mir das Gefühl gegeben, tanzen zu können und ganz schön und leicht zu sein." Das möchte sie ihren Mitarbeitern auch bieten können.

Jeder Begleiter braucht Führungsqualitäten! Die hohe Kunst des Führens ist, dem Geführten die Sicherheit zu geben, die er braucht, um förmlich über das Parkett zu schweben. Unabhängig von der Qualifikation ist jeder ein Stück verantwortlich für das Erkennen von Bedürfnissen und den Verlauf des Tages. Für die Mitarbeiter ist es ein Arbeitsalltag, für die Bewohner ist es noch viel mehr.

Wie führe ich? Was führt mich? Wie werde ich geführt? Lasse ich mich führen?

Es gibt eine schöne Übung, um das gemeinsam herauszufinden. Dafür braucht man allerdings viel Platz, am besten wäre ein leerer Saal. Man kann es auch draußen im Garten machen. Zu zweit baut man jeweils ein Auto: eine Person ist die Karosserie und verschließt die Augen. Der andere Part ist der Lenkmotor, er stellt sich hinter die Karosserie und legt seine Hände auf die Schultern. Nun beginnt er, die Karosserie kreuz und quer durch den Raum zu führen. Spielen Sie als Motor mit den Geschwindigkeiten und Richtungen. Besonders Spaß macht die Übung mit vielen weiteren Autos im Raum, so dass die Karosserie, die ja nichts sieht, den Fahrtwind der anderen im Gesicht spürt.

Tauschen Sie die Rollen nach ein paar Minuten und denken Sie daran, als Motor die Augen offen zu halten. Für Fortgeschrittene gibt es noch die Variante Stretchlimo: Die Karosserie besteht dann aus mehreren Personen, die dem Vordermann auch die Hände auf die Schultern legen und die Augen schließen.

Wie war das? Tauschen Sie sich aus. Was hat sich gut angefühlt? Was war schwierig?

Für alle, die unglücklich sind mit ihrer Führung: Sagen Sie ihr ganz konkret, was Sie sich wünschen. Wenn Sie sich das nicht trauen oder es einfach nicht bekommen, kann folgendes Mantra bestimmt helfen: „Ich liebe es, von Dir geführt zu werden!" Geben Sie ihm eine Melodie und summen diese leise vor sich hin, wenn es gerade wieder schwierig ist mit Ihrer Leitung.

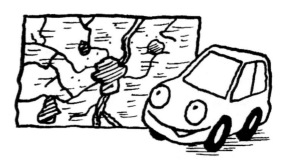

9.1 Ausbildung: Kann unter diesen Bedingungen das Gewünschte wachsen?

Auszubildende werden vereinzelt geschont und viel häufiger hemmungslos ausgenutzt. Beides bereitet sie nicht auf den Tag nach der Prüfung vor, an dem sie als vollwertige Fachkraft und spätestens am Wochenende als Schichtleitung gefragt sind. Die Argumente, die ich für das eine oder andere Extrem höre, basieren meist auf schlechten Erfahrungen, mit denen natürlich umgegangen werden muss. Vielleicht gab es mal einen Rüffel von der entsprechenden Aufsichtsbehörde oder es gab eine Anweisung von oben, es so zu händeln. Sie können das hinterfragen und prüfen. Ich würde so ein wichtiges Thema nicht mit der „stillen Post" bearbeiten wollen. Bereits in der Grundausbildung habe ich gelernt: Wenn ich es gut begründen kann und niemandem schade, ist es richtig. Schwach ist die häufige Realität: In der Woche zählen die Azubis nicht (weil sie es nicht dürfen) und am Wochenende schon (weil sie gebraucht werden).

Was ist grundsätzlich also sinnvoll in der praktischen Ausbildung? Der Auszubildende will in diesem Beruf arbeiten und ob er sich dafür eignet, ist im Sinne aller Beteiligten schon in den ersten Wochen und Monaten herauszufinden. Er bekommt eine gründliche Einarbeitung, mit der er dann wie ein Pflegehelfer ausgestattet ist und kann dann wachsen. Weil er Auszubildender ist, bekommt er anfangs eine kleinere Tour und mehr Zeit. Aber er bekommt eine eigene Tour, auch um nicht wieder Unruhe in das System zu bringen. Er ist nicht zusätzlich da, sondern er ist da und arbeitet. Damit wirtschaftet er etwas hinein, für das er auch etwas bekommen soll: Sein Ausbilder oder Anleiter plant sich und den Auszubildenden an bestimmten Tagen komplett raus, für einen Tag voller Ausbildungsthemen.

Praxistipp: Arbeiten Sie gemeinsam für und mit den Lernenden eine vorübergehend feste Tour aus, dem Ausbildungsstand und seinen Themen entsprechend. Damit ist der Einsatz individualisiert und bereichsübergreifend gestaltet. Und die Kollegen wissen, wen sie nicht zu versorgen brauchen, wenn der Auszubildende da ist. Vielleicht haben Sie eine bessere Idee?

_____

_____

_____

_____

Nutzen Sie das Potenzial auch un(aus)gelernter Mitarbeiter, um zum Beispiel Defizite in der Pflegedokumentation aufzuarbeiten. Die Fähigkeit, Inhalte kurz, bündig und verständlich darzustellen, ist qualifikationsunabhängig. Die Fachkraft gibt es dann nach fachlicher Prüfung frei.

9.2 Zugpferd oder Kutscher?

Früher sprachen wir bei bewegungsfreudigen Menschen mit Demenz von Weglauftendenz. Bis jemand auf die Idee kam, „das Problem" aus einer anderen Perspektive zu betrachten und zu hinterfragen: „Will er nur weg oder wo will er hin?" Auch beruflich ist das eine Frage, die weiter führt. Haben wir eine große Idee und folgen überzeugt dieser Idee, dann sind wir eher bereit, andere Sachen dafür loszulassen. Die Hinlauftendenz wird getragen von der größten Motivation überhaupt: Lust. Mit dieser Energie können wir auch echte Hindernisse überwinden, die unter normalen Umständen nicht zu überwinden sind. Jemand der einfach nur weg will, kommt dagegen nie an. Warum möchte jemand in die Leitung? Oder was bezweckt er mit einem Studium? Will er vor allem raus aus dem Schichtdienst oder weg vom Bett, sind seine Erfolgschancen gering.

Wie stehen die Führungskräfte zu ihren Mitarbeitern? Das Problem: Man sieht am liebsten und am besten das, was man sehen will. Ich kann meine „Untergebenen" wirklich klein halten, in dem ich nicht an sie glaube und ich kann sie wirklich groß werden lassen, in dem ich mich für sie stark mache, ihnen das Treppengeländer biete, das sie brauchen für einen sicheren Aufstieg. Selbst wenn ich mir als Leitung unsicher bin, lasse ich es mir nicht anmerken und jeder bekommt seine Chance.

Es ist ein Geschenk, wenn sich Mitarbeiter für bestimmte Themen verantwortlich fühlen. Deswegen sind ihnen nicht automatisch Leitungsabsichten zu unterstellen. Aber als kleine Projektleiter sind sie toll! Viele Zugpferde werden gebraucht, um die Einrichtung voran zu bringen. Als Führungskraft kann ich selbst nicht ziehen, aber lenken und führe also die Zugpferde. Ich bestimme die Richtung und bin stolz auf mein Gespann, wenn wir rechtzeitig ankommen.

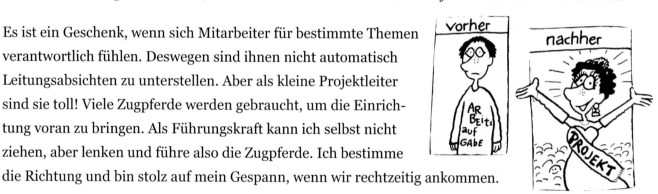

Muss ich denn hier alles selber machen?

Delegieren - delegare kann übrigens übersetzt werden mit „zutrauen, anvertrauen". Das Gegenteil ist, sich nicht zu trauen. In der Mathematik gibt es richtig und falsch, sonst gibt es mein und dein. Möglicherweise hätte ich das anders gemacht, aber so ist es auch in Ordnung. Oder ich muss an meinen Anweisungen arbeiten, da hab ich wohl nicht klar genug kommuniziert.

Jeder kann seine Rolle im Unternehmen selbst bestimmen, indem er nicht auf die zufällige Entdeckung seines Potenzials wartet. Man wird ihm seinen Wunsch oder das Bedürfnis voraussichtlich nicht von der Stirn ablesen. Vielleicht ist der Vorgesetzte zu sehr mit anderen Dingen beschäftigt? Egal, in welcher Funktion Sie ursprünglich gefragt sind: Wenn ein Bedarf besteht und Sie sich gut verkaufen können, wird man früher oder später auf Ihre Ressource zurückgreifen.

Wenn Sie eine Entscheidung getroffen haben, schaffen Sie Mitwisser und es wird so viel einfacher sein, dieses Ziel zu erreichen. Vielleicht bekommen Sie dabei sogar wertvolle Rückmeldungen & Tipps. Es gibt viel mehr zu gewinnen als zu verlieren.

Und wenn Sie eine Abfuhr bekommen? Jede Krise bietet Chancen. Ich kann an ihnen verzweifeln oder weglaufen - oder sie suchend überstehen: „Ich bin gespannt, wofür diese Krise gut sein wird. In ein paar Monaten weiß ich sicher mehr darüber!" Mit dieser Haltung lässt sich mehr ertragen.

Frage zur Reflektion: Sie hatten sicher schon wirklich schwere Zeiten & Krisen.
Wählen Sie eine aus, die weit zurück liegt und längst überwunden ist.
Überlegen Sie: Was hat diese Krise Gutes mitgebracht?

_____

_____

_____

„Und, wie läuft es gerade?" Ich weiß sehr wohl, was die Projektleitung vor Ort im Veränderungsprozess aushalten muss und halte ihr deswegen regelmäßig telefonisch die Spucktüte zum „Auskotzen" hin. „Ich habe mich gestern Abend bei Müller als Kassiererin beworben!" Wir lachen uns an. „Ganz ehrlich, ich habe keinen Bock mehr!" Solange sie mir das erzählt, ist alles gut. „Okay, wie müsste Ihr Job aussehen, damit Sie ihn bis zum Rentenantritt gerne leisten? Um was genau beneiden Sie andere Arbeitnehmer? Erstellen Sie bitte eine Zutatenliste für Ihren idealen Job". Nachtrag: Sie hat die Hausaufgabe nie abgeliefert. Aber ich nehme wahr, wie sie sich immer mehr einrichtet, ihn selbst ausgestaltet und das gefällt mir. Sie hat gelernt, sich selbst zu führen.

Überlegen Sie ganz konkret: Wie müsste Ihr Job aussehen, damit Sie ihn bis ans Ende Ihres Arbeitslebens gerne machen wollen? Um was genau beneiden Sie andere Arbeitnehmer?

>

>

>

>

>

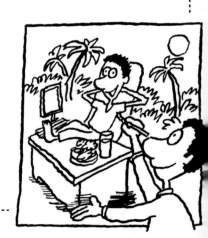

 BEGLEITEN DÜRFEN.

9.3 Naja, eigentlich muss ich es versuchen: Die Macht der Worte

"Eigentlich geht es mir gut." Aber? Relativieren wir es einfach mit einem "Naja". Die Sprache macht etwas mit uns, meist unbewusst. Wir können sie uns ins Bewusstsein holen und steuern, uns selbst mit der eigenen Wort- und Gedankenwahl motivieren.

Ich achte sehr genau auf meine Wortwahl, sogar privat. Es macht einen großen Unterschied, ob ich eine Verabredung absage mit der Begründung „ich muss noch einen Artikel abgeben" oder „ich darf noch einen Artikel abgeben". Anfänglich war es einfach nur ein Wortsport mit Spaßfaktor, inzwischen ist es ein Teil meiner Profession, durch meine Wortwahl bringe ich Leichtigkeit in schwere Themen. Ob mir das in diesem Buch wieder gelungen ist, entscheiden Sie.

Ganz privat im Drachenboot: „Versucht mal, gleich mit dem ersten Schlag das Boot in Bewegung zu bringen." „Versuchen reicht nicht aus!" denke ich und gebe mir zumindest Mühe. Unser Trainer macht das ehrenamtlich und grundsätzlich einen tollen Job – und ich bin im Boot nur Paddlerin, kein Coach. Er will uns weiterbringen, kritisiert und gibt Tipps, wenn nicht sogar Anweisungen. Diese Anweisungen werden aber immer angekündigt mit dem Wort „Versuch". Es ist das „Er hat sich stets bemüht-Ding". Es reicht nicht, wenn meine Tochter versucht, Abitur zu machen und mein Sohn versucht, Brötchen auf dem Rückweg mitzubringen. Der Wille oder die Vorgabe ist da und wenn wir hinterher feststellen, dass es nicht geklappt hat, können wir nachträglich von einem Versuch sprechen.

Im Vorfeld eine Aktion schon mit dem Stempel „Versuch" zu markieren ist verschenktes Material, dann können wir es auch gleich bleiben lassen. Und überhaupt, wenn es nur ein Versuch wert ist, scheint es ja weder dringend noch wichtig zu sein. Kennen Sie den Unterschied zwischen wichtig und dringend? Dringend ist das, was schreit. Und wichtig ist das, was weiter bringt. Dringende Dinge bringen in der Regel nicht weiter.

In der Ausbildung zum Coach musste ich das lernen. Jeder, der mit Menschen umgeht, sollte darauf achten. Wie geht es Ihnen gerade? In mir passiert was, wenn ich „müssen" höre. Auch als eigener Gedanke löst das Wort „müssen" eine Abwehr in mir aus. Ich kann es problemlos ersetzen, meine Lieblingsvariante: Ich darf. Ich darf bis Freitag noch einen Artikel abgeben. Dürfen ist gut und es ist mir schließlich eine Ehre, ich will das ja veröffentlicht haben. Auch „soll" klingt für mich so sehr fremdbestimmt, es schränkt mich in meiner Freiheit ein (und Sie wissen ja, ich bin Expertin in der Reduzierung freiheitseinschränkender Maßnahmen).

Was mich aber richtig auf die Palme bringt, ist das Wort „Naja". Es gibt da jemanden in meinem Leben, der von seinen Sorgen erzählt oder meinen zuhört und sie dann plötzlich und unerwartet mit einem freigestellten „Naja" in einer besonderen Tonlage komplett entwertet. Naja, muss ich halt mit leben. Ist halt nicht zu ändern. Nützt ja nichts. - Selbst wenn das so ist: Sorgen sind Gefühle, die wir jemandem anvertrauen und zwar nicht, damit er sie mit der Lochzange „Naja" entwertet!

Dabei hatte ich selbst jahrelang so eine Entwertungszange am Gürtel. Als junges Mädel bedankte ich mich mal für etwas und hörte „Nicht dafür!" Ich fand das so cool, dass ich es sofort adaptierte und für mindestens zehn Jahre selbst benutzte. Tatsächlich ist es für mich kein Ding, jemand anderem was mitzubringen oder ihm zu helfen, das mach ich sogar sehr gerne. Für ihn ist das vermutlich eine größere Sache. An der Stelle hat er sich ja sozusagen abhängig von mir gemacht, indem er mich um etwas gebeten oder sich etwas hat abnehmen lassen. Mit „Nicht dafür" entwerte ich die Aktion und das will ich ja eigentlich gar nicht. Deswegen strahle ich die Danksagenden einfach nur noch an, freue mich und sage „Gerne!" oder „Sehr gerne!"

Zurück zum Thema Führung ein Tipp aus dem Erziehungsratgeber: Statt „Fall nicht runter" besser „Halt dich gut fest da oben" rufen oder Mund halten, weggucken und erst auf das Plumpsen reagieren, wenn das Kind doch runtergefallen ist. Wissenschaftlich erwiesen: Mit „Fall nicht runter" ist die Wahrscheinlichkeit eines Sturzes signifikant höher als mit „Halt Dich fest" oder wortloser Gelassenheit. Kletternde Kinder kommen im Leben weiter, Bewohner und Mitarbeiter sicher auch.

Identifizieren Sie Worte, die voranbringen und Worte, die zurücktreiben.

>

>

>

>

>

>

10. Einarbeitung: Drum prüfe, wer sich ewig bindet. Beiderseits.

Ich war noch nie beim Speed-Dating, aber der Vergleich dürfte passen: Selbst wenn beide Seiten auf der Suche sind, hat man sich noch lange nicht gefunden. Beide müssen unabhängig voneinander grünes Licht geben, nur für den Versuch, zusammen zu kommen. Und beide gehen das Risiko ein, dass da zwischendurch noch jemand kommt, der für den Moment mehr bietet.

Ob Fachkraft, Hilfskraft oder Praktikant, die vermeintliche Qualifikation sagt nicht mehr aus als Mann, Frau oder Kind und alles ist möglich. Der kleinste Praktikant kann ein wertvoller Schatz sein und die qualifizierteste Fachkraft eine ganz große Pfeife. Wir haben wenig Einfluss auf das, was der Bewerber mitbringt und können es objektiv auch kaum prüfen. Was aus ihm in unserem System wird, das haben wir in der Hand oder können es in die Hand nehmen. Die Verantwortung ist im und vom Team zu übernehmen.

Jede Einrichtung hat andere personelle und räumliche Möglichkeiten und legt geltende Vorgaben etwas anders aus. Es gibt zahlreiche fachliche Entscheidungen und Haltungen, die die Einrichtung prägen. 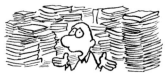 Hinzu kommen Erfahrungen, Hierarchien und Regeln, die offiziellen und auch ungeschriebene Gesetze. Ich lade Sie ein, das Regal der Einarbeitung komplett leer zu räumen und es gründlich auszuwischen. Genießen Sie die Weite dieses Feldes. Es beginnt mit der ersten Berührung und endet lange nach dem Finale, die Erfahrungen bleiben im System erhalten. Entscheiden Sie mit Ihrem Aufräumtrupp, was vorzeigbar ist und wieder hinein darf in das Regal der Einarbeitung - und was im Archiv viel besser aufgehoben ist. Dann kann die Wachstumsrate traumhaft werden.

10.1 Wissensquellen

Ausbildung
Grund- und Fachwissen...
...bringt der Neuling mit.

Einarbeitung
Informationen zum Bewohner
Was kann er noch? Was mag er nicht?
Was braucht er wirklich?

1
2   3

Informationen zur Einrichtung
personelle & räumliche Möglichkeiten
fachliche Entscheidungen & Haltungen
Hierarchien & Regeln

» **Mitarbeiter-ABC**

Grund- und Fachwissen ist der Qualifikation entsprechend mitzubringen und jederzeit ausbaufähig, man lernt nie aus. Die Informationen zum Bewohner und seiner unmittelbaren Umgebung fließen am besten vor Ort, im Rahmen der Einarbeitung. Alles andere kann ins Mitarbeiter-ABC.

Für den Informationshunger vor dem 1. Einsatz: Das Mitarbeiter-ABC

- Wie im Hotel: Eine Mappe mit knackigen Informationen für einen guten Start. Von Arbeitsunfähigkeit über Feiern, Kaffeequelle, Pausenregelung, Wäscheservice bis zur Zeiterfassung sind Fakten zusammengeführt, die alle Mitarbeiter kennen sollten.

- Viele Informationen auf wenig Seiten, wirklich reduziert auf die für den an der Basis arbeitenden Mitarbeiter relevanten Informationen und Hinweise, in seiner Sprache.

- Nicht wie im Hotel: Die Ausgabe erfolgt <u>vor</u> dem ersten Arbeitstag, dann ist der Informationshunger wirklich groß und die Information alleingestellt.

- Ansprechend: eine augenfreundliche Schriftart und -größe, 1,5-zeilig und kein Absatz länger als drei Zeilen. Hier steht gegebenenfalls, wo mehr Informationen dazu zu finden sind.

- Ausgewählte Bilder oder Karikaturen lockern auf & schaffen Wiedererkennungswert.

Mögliche Inhalte für das Mitarbeiter-ABC

☐ Arbeitsunfähigkeit	☐ Essensmarken	☐ öffentl. Verkehrsmittel
☐ Aufzüge	☐ Fachliteratur	☐ Parkplätze
☐ Bereitschaftsdienst	☐ Feiern	☐ Pausenregelung
☐ Beschwerdemanagement	☐ Friseur	☐ Pflegedokumentation
☐ Betriebsarzt	☐ Geschenke	☐ Raucherregelung
☐ Bettler & Hausierer	☐ Gottesdienste	☐ Schlüssel
☐ Brandschutz	☐ Haustechnik	☐ Telefon
☐ Café	☐ Hospiz	☐ Verwaltung
☐ Datenschutz	☐ Kaffeequelle	☐ Wäscheservice
☐ Erste-Hilfe-Kasten	☐ Lohn & Gehalt	☐ Wertsachen
☐ Eingangstüren	☐ Mobiltelefon	☐ Zeiterfassung Arbeitszeit
☐ Empfang	☐ Mülltrennung	☐ ...

Idee: Vierteljährlich gibt es eine Arbeitsgruppe, in der jeder seine Ideen zur weiteren Verschlankung, Belustigung oder Ergänzung vorstellen darf. Angenommene Vorschläge werden mit einem Luxus-Frühstück belohnt, von der PDL im Pausenraum serviert.

10.2 Hilfreiche Strukturen

Ein paar Tipps, um überhaupt an geeignete Bewerber zu kommen:

☐ Kreativität ist gefragt! Gute Ideen: Suchanzeige im Radio, offenes Casting, witzige Aufkleber.

☐ den personellen Bedarf sehr konkret beschreiben, um nicht vergeblich ins Gespräch zu kommen.

☐ Wer eignet sich, das erste Gespräch zu führen? Findet es auf der Ebene statt, in der der Einsatz erfolgen soll, kann bereits hier eine Bindung entstehen. Stimmt die Chemie, kann im Anschluss daran dann die einstellende Ebene (PDL oder EL) „besucht" werden.

Stellenbeschreibungen auch nutzen!

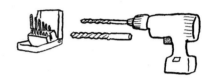

Stellenbeschreibungen sind wie Bohrmaschinen: Beim Einzug unverzichtbar und für spätere Ausbauarbeiten mehr als hilfreich. Stellenbeschreibungen verraten bestenfalls klar, einfach und unmissverständlich, was drin ist in dem Job. So können Nehmer und Geber gemeinsam prüfen, ob was fehlt oder (noch) nicht passt - auch für die Verhandlung. Ideal wäre eine Art Liste, in der man den Bedarf und die Möglichkeiten ankreuzt und das dann der Blanko-Rahmen-Stellenbeschreibung zuführt, als Protokoll der Verhandlung sozusagen. So kann die Arbeitsplatzbeschreibung mit den Mitarbeitern wachsen.

Einarbeitungskonzept

Das Gesamtkonzept der Einarbeitung sollte für jeden nachvollziehbar sein. Es braucht nur ein bis zwei Seiten, um den Weg von der Ausschreibung über das Bewerbungsgespräch und den Probe-arbeitstag in die Einarbeitung zu beschreiben und alle ergänzenden Handreichungen zu benennen. Der Verfasser ist namentlich benannt, das macht es persönlicher und erreichbar, man kann nachfragen.

Einarbeitungscheckliste

Wie bei der Stellenbeschreibung ist vorab eine Auswahl zu treffen, welche Inhalte für den Einsatz überhaupt relevant sind. Erst einmal wird die Liste grundlegend reduziert und aktiviert. Es bedarf keiner Aufstellung der Hilfsmittel, Räumlichkeiten oder vorzustellenden Personen. Besser: „Hausführung (Materialkeller nicht vergessen!)" oder „Verwaltung besuchen". Auf zwei Seiten ist genug Platz, länger sollte keine Liste sein. Für Ergänzungen ist einfach weniger Wichtiges zu streichen.

Nichts dem Zufall überlassen

Ist am Probearbeitstag „der Richtige" da? Das Zufallsprinzip ist in Anbetracht des Bewerbermangels zu riskant! Wer hat dann Dienst? Das passt - oder wird passend gemacht. Und der Kollege, der den Neuling mitnehmen darf, wird umgehend informiert (oder bestenfalls sogar gefragt) und kann sich im Vorfeld darauf einstellen. Er bekommt vorab den Kennenlernbogen ausgehändigt, um ihn mit in den Bereich zu nehmen und informiert die Kollegen darüber, holt sie ins Boot.

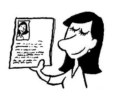

Der Kennenlernbogen

Er wird für jeden „Besucher" ausgefüllt & schon Tage vorher im entsprechenden Bereich ausgelegt:

Kennenlernbogen	
Name: Matthew Klingenbiel **Alter:** 32 Jahre	**Ansprechpartner:** E. Moderator **Pate:** Klaus Jahrespraktikant macht das gern!

Ziel des Einsatzes: Schnupperpraktikum, vielleicht für die Ausbildung geeignet?

Dauer: ab dem 07.11.2016 9 Uhr, erst einmal für 5 Tage

Einsatzbereich: Wohngruppe 3, Freitag Besuch unserer Tagespflege

Einsatzlevel & Bemerkungen: ☐ §87b ☐ HW ☑ PHK bitte gut an die Hand nehmen, unerfahren ☐ PFK	**Was wir wissen sollten:** > Matthew war früher Zugführer!

Schweigepflicht quittiert: 25.10.16 M. Klingenbiel

Auswertung: Wie ist es gelaufen?

nach Abschluss Ablage im Personalbüro

10.3 Vorurteilen begegnen

Was für Gefühle sind (zu diesem Thema) im Team unterwegs? Die pure Aussprache bringt schon ein ganzes Stück weiter. Manches kann einfach stehen gelassen, anderes hinterfragt und ausgeräumt werden. Zwei klassische Beispiele:

<u>Eine Fachkraft muss das doch drauf haben!</u>
Pflege ist nicht gleich Pflege! Als Fachkraft beherrsche ich natürlich die grund- und behandlungspflegerischen Fertigkeiten. Und doch gibt es viele Unsicherheiten: Ich kenne das Fach, aber weder den zu versorgenden Menschen noch das System, in dem er wohnt. Macht euch klar: Ihr seid auch nicht fertig in die Pflegewelt eingetreten. Was so selbstverständlich erscheint, haben sich die Alteingesessenen Stück für Stück erarbeitet.

<u>Der klaut mir Stunden. Ich wollte doch auf Vollzeit gehen!</u>
Schaffen Sie Transparenz. Jeder darf wissen, wie viele Stellen mit der aktuellen Belegung refinanziert sind und wie viele Köpfe es brauchen würde, damit die Mitarbeiter nur jedes zweite Wochenende arbeiten brauchen. Statt Stundenklau also Wochenendverstärkung. Bitte nehmen Sie auch Teammitgliedern, deren Verträge demnächst auslaufen würden, die Angst vor der Ablösung.

Die Perspektive des Neulings:

Ich habe mich hier beworben, weil ich hier arbeiten möchte.

Ihr habt mich genommen, weil ihr meine Mitarbeit offensichtlich gut gebrauchen könnt.

Euer Anspruch an neue Kollegen ist hoch,
schließlich geht es um die Versorgung eurer Bewohner, eine ganz besondere Gruppe.

Es ist mir ein Bedürfnis, gute Arbeit zu leisten, mein Geld wert zu sein.

Ich kann euch nur zufrieden stellen, wenn ich weiß, was ihr wollt.

Natürlich kann ich alles selbst herausfinden. Aber haben wir die Zeit dafür?

Die Perspektive der Bewohner:

Ihr schickt mir einen Fremden ans Bett? Na, vielen Dank auch!

Sein Versorgungsangebot ist ziemlich wahrscheinlich unpassend.

Ein Zuviel ist dabei genauso fatal wie ein Zuwenig.

Bestenfalls reagiere ich unwirsch, schlimmstenfalls nehme ich Schaden.

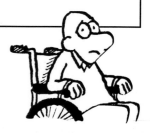

Und was ist die Perspektive des Teams? Einladung zum „Kurz mal Reinfühlen"

Gelegenheit zum Austausch: **Wie ist es mir ergangen?**

1. Drei Dinge, die ich noch nicht konnte, als ich in meinen jetzigen Job angefangen habe - und die jetzt wie selbstverständlich in meinen Alltag gehören:

>

>

>

2. Was echt nervig/hinderlich/unangenehm bei meiner Einführung/Einarbeitung war:

>

>

>

3. Was sich wirklich gut angefühlt hat an meinen ersten Tagen hier im Unternehmen:

>

>

>

Wichtigste Regel: Wir wollen uns nicht rechtfertigen und auch nicht diskutieren!
„Ich habe das so empfunden und hätte es mir anders gewünscht, das ist Fakt."

Weiterführend ist auch eine Abfrage im Team, um Mitwisser zu schaffen und sich gegenseitig an Vorhaben erinnern zu können:

Was ist Dein persönlicher Beitrag?

Lass uns teilhaben!

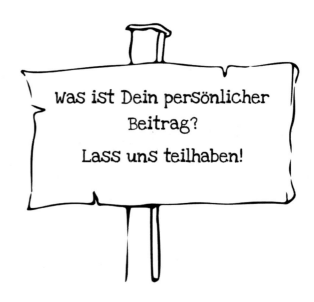

was ist Dein persönlicher Beitrag?

Lass uns teilhaben!

Eine schöne Geste: gemeinsam die Ergebnisse dem Neuling vorstellen, das verbindet einfach.

 BEGLEITEN DÜRFEN.

10.4 Ist das Ziel wirklich allen Teammitgliedern (auch dem Neuen) präsent?

- In möglichst kurzer Zeit will der neue Mitarbeiter die zu versorgende Bewohnerschaft kennen lernen und eigenverantwortlich versorgen können.
- Er soll seine Grenzen und die Grenzen des Systems kennen und wissen, wann Hilfe zu holen ist.
- In der Einarbeitung kann er zeigen, wie aufnahmebereit & lernfähig er ist.
- Hervorragend eingearbeitet kann er das Team unterstützen und entlasten, sogar ergänzen.

Tipp: Einigen Sie sich im Team auf ein gemeinsames Ziel und bleiben Sie dran.

Weitere Tipps, um Energie reinzubringen

- Gleich zu Beginn des ersten Tages bekommt der Bewerber einen **Spind** und ein Namensschild zur Verfügung gestellt. Zu toppen ist das noch mit einem Oberteil, für das Zugehörigkeitsgefühl. Die Erledigung dieser organisatorischen Aufgaben wird einfach vorverlegt.

- **Später anfangen lassen:** Die erste Schicht beginnt nach der ersten Arbeitsspitze. Auch wenn der Neuling nur im Frühdienst eingesetzt werden soll, lernt er die Bewohner angezogen und im frischen Zustand kennen (spätestens nach dem Mittagessen darf er ihnen dann ja „an die Wäsche gehen"). Das ist für beide Seiten wünschenswert.

- **Einfach mitnehmen:** Es fühlt sich gut an, wenn jemand auf mich zukommt und mir erzählt, wie das hier beim Frühstück läuft oder mich mitnimmt in die Zigarettenpause, auch als Nichtraucher (damit ich weiß, wo sie sind).

- **Bereiche verkleinern!** Ist er nur für kurze Zeit oder lediglich ein paar Stunden die Woche anwesend, dann braucht er „das Ganze" auch nicht zu kennen. Besser: Er kennt eine bestimmte Ecke besonders gut. Aber auch bei Vollzeitkräften macht es Sinn, mit einer Ecke anzufangen, die dann Schritt für Schritt erweitert wird.

- **Mantra:** Wenn Sie gerade keine Energie übrig haben, total genervt sind oder Sie ein persönliches Problem mit dem Bewerber haben: Für Ihr Wohlbefinden wiederholen Sie folgenden Satz, murmeln ihn bei Bedarf in den Bart: „Es ist mir eine Ehre, Dich in dieses komplexe Arbeitsfeld mit einführen zu dürfen."

- **Kontinuität im Team!** Jeder Kollege erzählt ein bisschen was anderes. Auf Dauer bringt es Vielfalt rein, zu Beginn verwirrt es jedoch. Deswegen ist es in der Orientierungsphase hilfreich, in einer festen Gruppe zu arbeiten.

- **Flexible Paten:** Wenn der Neuling und „sein Pate" keine gemeinsame Wellenlänge haben, es einfach nicht passt, wird ohne Umschweife ein neuer Pate benannt.

- **Prüfstand aussetzen!**
  Der ist angesagt am Probetag und nach der Einarbeitung. Erinnern Sie sich untereinander daran, wenn mal wieder zu kritisch beäugt wird: **Was er nicht kann, bringen wir ihm bei.**

„In der Einarbeitung gibt es keine dummen Fragen, nur dumme Antworten."

Wessen Projekt ist das jetzt?

Machen wir uns nichts vor: Das Team entscheidet, ob der Neuling bleibt oder geht, selbst wenn es nicht dazu befragt wird. Der wertvollste Schatz kann vergrätzt und die größte Pfeife gedeckt werden. Der zu benennende Pate oder Mentor sollte die Einarbeitung vor allem gut organisieren, bei ihm laufen alle Fäden zusammen. Die eigentliche Arbeit ist vom Team zu erbringen. Wenn jeder seinen Beitrag leistet und den Neuling unterstützt, in dieses komplexe System zu finden, kann er schnell Teil werden und gut mit anpacken. Das klingt verlockend einfach. Aber wie motiviert man Einarbeitungsmuffel zu dieser Zusatzaufgabe?

<u>Und was machen wir mit dem Einarbeitungsmuffel/dem Miesepeter der Einarbeitung?</u>
Jeder kann ihn fragen: Was bezweckst Du mit Deinem Verhalten? Weißt Du überhaupt, was das bedeutet, wenn der Neuling nicht bleibt? Bis Du Dir Deiner Wirkung bewusst?

10.5 Und jetzt noch das richtige Maß finden

Irgendwann kommt das kalte Wasser. Aber es macht einen großen Unterschied, ob der Bewerber selbst springen darf oder geschubst wird, mit oder ohne Ankündigung und in Begleitung oder ohne Orientierungsmöglichkeit. Je mehr Einrichtungen ein Mitarbeiter bereits durchlaufen hat, desto schneller kann er erforderliche Informationen aufnehmen. Die Qualifikation spielt kaum eine Rolle, sagt nur etwas über die zu tragende Verantwortung aus. Wie lange es braucht und wie gut es wird, hängt von vielen kaum zu kontrollierenden Faktoren ab. Für das richtige Maß gibt es keine Formel. Es ist aber zu finden, mit der gesunden Intuition eines erfahrenen Mentors. **Tipps**:

- Eine gute Vorbereitung zahlt sich aus! Beziehen Sie den Neuling, aber auch das Team ein bei der Suche nach dem richtigen Maß. Wenn das Team sich das selbst vornimmt, schaffen sie das auch. Und zur Not kann man in die Verlängerung gehen.

- „Vier Wochen Einarbeitungszeit" sagt nichts aus (und ist absolut unrealistisch). Besser: „Bis zum Wochenende XY will er fit sein, sonst müsste jemand anderes noch einspringen.

- Mit der gemeinsamen Auswertung am Ende kann das Gesamtkonzept immer runder und sogar zum Aushängeschild der Einrichtung werden.

- Die Erweiterung des Teams ist wie ein Projekt! Sie können im nächsten Kapitel das Wort Projektmanagement mit Einarbeitung ersetzen und finden sicher noch viele wertvolle Hinweise.

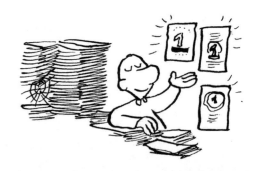

 Begleiten dürfen.

11. Auch das noch: Projektmanagement!

Mit Projekten lassen sich gewünschte Entwicklungen gezielt voran bringen. Projektum magnum agere heißt: Das nach vorn Geworfene an der Hand führen. Gut, wenn man da ein paar Techniken kennt. Gut, wenn alle am Projekt Beteiligten ein paar Grundlagen zum Thema Projektmanagement beherrschen. In vielen Aus-, Fort- und Weiterbildungen ist es als Baustein enthalten und doch so gar nicht präsent in der Praxis, deswegen habe ich das beste Wissen und Werkzeug in diesem Kapitel verpackt, so wie ich es auch als Projektcoach nutze.

11.1 Wieviel Projekt(e) verträgt der Pflegealltag?

Es ist Zeit für eine kurze Bestandsaufnahme, am besten im Leitungsteam. Listen Sie auf, welche Projekte gerade in Ihrer Einrichtung laufen und welche sonst noch so im Raum stehen, vielleicht versandet sind. Seien Sie ehrlich: Ist gerade Platz für ein weiteres Projekt? Oder würde es einfach untergehen in der Fülle der Vorhaben? Es weiß Schwung in müde Projekte zu bringen, wenn aufgrund begrenzter Kapazitäten neue Vorhaben in der Warteschleife stehen. Eine andere gute Frage: Welche Aufgaben können zugunsten des Projektes zurückgestellt werden?

Fertig? Dann auch raus damit

Projekte sind immer zeitlich begrenzt, aber erst nach ihrer Auswertung wirklich raus aus dem System. Unausgewertete Projekte werden sich anderen Projekten in den Weg stellen.
Wenn das Projekt ein voller Erfolg war, dann sollte das gefeiert werden. Stellen Sie am besten gemeinsam fest, was genau diese Arbeit so erfolgreich gemacht hat und schließen es damit ab, es ist die beste Grundlage für ein neues Projekt. Weniger erfolgreiche oder auch gänzlich erfolglose Projekte sind weniger beliebt. Um so wichtiger ist eine sachliche Obduktion der Misere (vielleicht hilft eine Portion Sarkasmus) und dann die offizielle Beerdigung, bevor es anfängt zu stinken.

Für Risiken und Nebenwirkungen...

Was ist das Schlimmste, was uns im Laufe dieses Projektes passieren kann? Welche Personen könnten es blockieren? Wirklich problematisch sind vor allem Hindernisse, die vollkommen unerwartet auftauchen. Besser, man rechnet mit ihnen. Dafür setzen Sie sich am besten mit ein paar Schwarzmaler/Kritiker kurz zusammen und listen mögliche Risiken auf. Überlegen Sie gemeinsam, wie wahrscheinlich ihr Auftreten ist und was dann Plan B wäre.

„Nichts ist so stark wie eine Idee, deren Zeit gekommen ist."

11.2 Auftragsklärung: Klären Sie Ihren Auftrag!

Was genau ist der Auftrag? Für Klarheit sorgt die schriftliche Darstellung. Bringen Sie das Anliegen wirklich verständlich auf den Punkt. Bei der Gelegenheit können Erwartungen definiert und zurechtgestutzt werden, beidseitig. Mit den Unterschriften bekommt es etwas offizielles und ohne diese Befugnis würde ich mich nicht auf den Weg machen wollen. Alles klar?

Projekt (Thema): Mehr Zeit für die Pflege - Überprüfung und Anpassung der Arbeitsabläufe

Auftraggeber: M. Geschäftsführer

Projektleitung: E. Lust
Abwesenheitsvertretung durch: Frau Verbündete

Projektziele: den Tag verlängern, die Nacht verkürzen, vor allem für demenziell stark veränderte Bewohner

Ergebnisse - Indikatoren der Zielerreichung

> Mittagessen nicht vor 12 Uhr, Kaffeezeit ab 15.30 Uhr, das Abendbrot wird erst ab 18.30 Uhr ausgegeben

> Beschäftigungsangebot ist verlagert, geht bis 11.45 Uhr bzw. 18 Uhr

> Mittagsruhe fängt später an, geht bis 15 Uhr

> um 20 Uhr sind noch Bewohner im Haus unterwegs

> ...

Rahmenbedingungen: Arbeitsgruppen & Projektbesprechungen außerhalb der Pflegezeit, alles Arbeitszeit

Projektstart: Kick off Info-Abend am 23.05.2016 **Projektende:** 01.12.2016

Meilensteine, an denen wir nicht vorbei kommen und die den Zeitplan vorgeben:

> die Küche gibt grünes Licht für die neuen Zeiten

> Tag der Umstellung (Tag X) am 01.09.2016

> Präsentationskaffee zur Vorstellung des Projektplans & erster Zwischenergebnisse für alle Interessierten

> ...

> Projektauswertung in der ersten Dezemberwoche

Unterschriften (Auftraggeber & Projektleiter) 12.04.16   E.Lust   M.Geschäftsführer

---

11.3 Der Plan

Es ist wie ein Bauwerk: Ungeplant gebaut wird es zu Recht in Frage gestellt und bricht früher oder später zusammen. Heimlich oder im Hintergrund geplant wird es langfristige Gegner finden, die bei jeder Gelegenheit Steine und Farbbeutel werfen. Die, die in und mit dem Bauwerk arbeiten sollen, sind unbedingt einzubeziehen. Ihre Wünsche und Befürchtungen haben höchste Priorität. Wenn eine Idee keinen Platz bekommt, dann ist eine verständliche Erklärung fällig.

Wenn Du es eilig hast: Gehe langsam. Egal, wieviel Zeit und Mittel zur Verfügung stehen: Am meisten Ressourcen sind in die Planung zu stecken. Wenn keine Zeit zum Planen und Durchdenken ist, sollte es auch kein Projekt geben. Und der beste Plan taugt nichts, wenn die handelnden Personen ihn nicht kennen oder nicht verstanden haben, deswegen fragen Sie lieber einmal mehr nach: Weiß jeder, worum es hier eigentlich geht?

Und wann geht es los? Projektstart

Für persönliche Projekte gibt es zwei gute Momente, um zu starten: Wenn man wirklich einfach Lust dazu hat (bitte, legen Sie jetzt los mit der Skizze) oder Sie warten einfach ab. Bis der Leidensdruck groß genug geworden ist. Steht der Plan, sind alle zu informieren, die in irgendeiner Weise von der Veränderung betroffen sein oder unterstützen und motivieren könnten.
Heimliche Projekte sind keine Projekte.

Projektgruppe: Wer ist dabei? Und warum?

Im Idealfall wird das Projekt von jemandem geleitet, der absolut überzeugt ist von der Notwendigkeit und wirklich Lust hat, es anzugehen. Dann ist er nämlich auch bereit, sich extra dafür neue Techniken anzueignen und Wege zu finden, um die Ziele zu erreichen. Wer könnte das sein?

Die Projektleitung will gefragt werden, wen sie an Bord braucht, um erfolgreich zu sein. Gut ist, wenn in der Projektgruppe alle relevanten Bereiche mit verschiedenen Qualifikationen vertreten sind. Dort wird geplant, beraten, Aufgaben verteilt und Ergebnisse zusammengeführt.

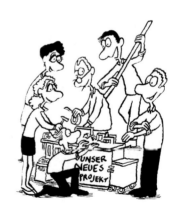

Richtig gearbeitet wird in kleineren Arbeitsgruppen, die von Projektgruppenmitgliedern geleitet werden. Die Arbeitspakete sind so gepackt, dass sie in wenigen Stunden erledigt werden können, der Zeitrahmen und das Ziel sind klar definiert.

Tipp: Nutzen Sie das Potenzial auch ungelernter Mitarbeiter, sie haben meist mehr Kapazitäten frei als Fach- und Führungskräfte und können oft besser kreativ arbeiten, sind weniger verkopft. Ermutigen Sie sie, auch Verantwortung zu übernehmen. Dieses Wachstum wird allen gut tun.

11.4 Projektkommunikation

Das Umfeld will informiert sein, alles andere führt zu Blockaden. In das Projekt eingebundene Personen sind in der Regel gut informiert, deswegen sorgen Sie bitte für Vielfalt bei der Auswahl der Beteiligten. In Projektbesprechungen, Arbeitsgruppen und Informationsveranstaltungen werden vereinzelt auch weitere Personen hinzugezogen, die etwas beitragen können. Alle anderen von der Veränderung betroffenen (meist auch Bewohner und Angehörige) können sich an der Projektwand informieren, dort werden vorzeigbare Arbeitsergebnisse und verständliche Ergebnisprotokolle sehr zeitnah ausgehängt. Wenn Sie überzeugt sind von Ihrem Handeln, von der Richtigkeit ihres Tuns, dann darf es auch jeder wissen. Warum brauchen wir dieses Projekt? Am Überzeugendsten ist eine für jeden verständliche Problembeschreibung und klare Ziele, die Vorteile des Neuen wollen vorgestellt werden.

Meilensteingespräch: Zeit zur Ergebnissicherung & für Richtungskorrekturen

Die Projektleitung unterrichtet den Auftraggeber über den Stand der Dinge und holt sich, was sie braucht, um gut weitermachen zu können. Bitte, bereiten Sie das gut vor und wiederholen keine bereits geführten Diskussionen. Schützen Sie die Arbeitsergebnisse. Besteht der Auftraggeber auf eine Korrektur, dann gehen Sie bitte ganz offen damit um, bringen Sie diese Information schnellstmöglich in die entsprechende Arbeitsgruppe, bevor sie anders dort hin gelangen kann. Sind Entscheidungen zu treffen, bereiten Sie auch das gut vor, damit direkt entschieden und weiter gemacht werden kann. Auftraggeber entscheiden gerne, das ist ihre Möglichkeit, etwas beizutragen.

Projektdokumentation

Die Dokumentation ist wirklich wichtig. Aber die einfachste Variante reicht vollkommen: einfach alles, was irgendwie mit dem Projekt zu tun hatte, in den Projektordner heften, Sie werden mit Sicherheit darauf zurückgreifen wollen. Die Reinschrift ist dabei übrigens nicht halb so viel wert wie die Kladde, mit der Sie sich auch wieder an die Stimmungen und Gefühle erinnern werden. Und irgendwann ist die alte oder erste Version sicher wieder interessant.

<u>Eins noch</u>: Wenn etwas gut ist, spielt es keine Rolle, wer sich das ausgedacht hat. „Kopiert man Dich, bist Du richtig gut!" Und ich glaube daran: Alles im Leben kommt zurück.

Nach der Liste und dem Suchwortregister kommt nichts mehr, also hier fünf Zeilen zum Schluss: Es ist nicht immer einfach, Möglichkeiten und Wegbeschreibungen verständlich darzustellen, am besten mit einer Schritt-für-Schritt-Anleitung zum Nachbauen. Aber es bringt mir Spaß und ich stelle es gern zur Verfügung. Picken Sie sich einfach Ihre persönlichen Rosinen heraus, damit können wieder neue Ansätze und Ideen entstehen. Vertrauen und folgen Sie Ihrer Intuition.

Liste offener Punkte (LOP)

lfd. Nr.	Datum	Was ist zu tun?	Wer mit wem?	Bis wann?	Bemerkungen
23	15.01.16	alle Unterlagen zum Thema Einarbeitung zusammensuchen	Gabi und Helene	30.01.16	bitte alles mitbringen in die AG

Ist ein Zettel bis auf wenige Punkte abgearbeitet, können diese auf eine neue Liste übertragen werden. An den laufenden Nummern ist zu erkennen, ob der Punkt alt oder neu ist. Abgearbeitete Listen kommen (so gezeichnet wie sie sind) in den Projektordner, dokumentieren den Ablauf.

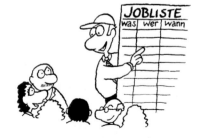

Suchwortregister

Abendstimmung 75, 81

Aggression 59, 64, 82

Angst 45, 49ff, 59, 61, 70, 99

Auftrag 79, 81, 104ff

Ausbildung 46, 57, 63, 90, 95

Auslagerung 41

Auszeit 84

Bausteine 38, 103

Befürchtung 73, 81, 85, 105

begleiten 6, 52, 59, 64, 68ff, 72, 81

Berührung 81, 95

bewerten 62, 71, 83

Bezugspflege 32, 36, 42

Casting 46, 97

Dirigent 81

Dokumentation 10, 34ff, 78, 90

Eigenpflege 82

Einarbeitung 20, 67, 90, 95ff

Eingangskorb 45, 48

Energiequellen 43

Fachkraftmangel 8, 12, 57, 64

Fehlzeit 24

Flucht 5, 31, 64

Freiraum 64, 74ff, 85

Führerschein 68

Führungskraft 52, 70, 91

Funktionspflege 70

Generalistik 57, 63

Gleichmut 69, 87

grün 68, 95, 104

Haltung 52, 55, 61ff, 71ff, 92, 95

Handbuch 37ff

Hierarchie 64ff, 82, 95

Hindernis 42, 49ff, 91, 103

Image 57

Individualität 63, 70

Kennenlernbogen 97ff

Killerphrasen 46, 71

Klatschpresse 59ff

Kohlen 35, 73

Kontakt 42, 55, 65, 70, 72, 75, 80

Kontrollinstanz 14, 61

Krankenpflege 57, 60, 63, 71

Krise 16, 38, 79, 86, 92

Kutscher 91

Lieblingsmoment 80, 86

Lösung 11, 18, 85

Macht 33, 93

menschlich 5, 45, 63, 65

Mindestbedarf 21, 26

Mitarbeiter-ABC 95ff

Mülleimer 87

Nähkästchen 73

Neid 63, 92

Nettojahresarbeitszeit 7, 21ff, 26

Party 58

Pause 10, 15, 81, 84ff, 96, 101

Personaleinsatz 8,13,19,26,29ff,78

Perspektive 11ff, 60, 72, 91, 99ff

Pflegeplanung 26ff, 32, 36, 43

Pflegestundenbudget 7, 19, 21

Pfütze 69

Potenzial 19, 90ff, 105

Priorität 31, 65ff, 71, 73ff, 105

Profession 64, 70, 93

Prüfstand 61, 101

Qualität 61, 70, 74

Rahmenbedingung 11, 16, 61, 104

Reflektion 5, 12, 14, 76, 92

Relevanz 23, 37, 61, 67

Schichtsystem 7ff, 10, 14ff

Schimpfbrief 87

Schnipsel 69

Schwester Rabiata 45, 46

Selbstbestimmung 59, 70, 71

Selbstverwaltung 18, 29

Selbstwert 71

Sensibilisieren 19, 72

Sicherheitshierarchie 64, 82

Spielregeln 25

Stellenbeschreibung 12, 97

Stellschrauben 29

Tagesablauf 72, 74

Tankstellen 43, 55, 83, 84

Teampartner 86

Tischzeit 80

Tourenplan 40, 78

Überschüsse 19, 31, 32

Überversorgung 70

Unebenheiten 13, 19

Ventile 83, 84

Versorgungsprogramm 75ff

Vision 8, 9, 16, 52, 67

Vortrag 52, 59, 62

Vorurteil 56, 99

Wahrheit 34, 42, 58, 66, 73ff

Werdegang 52

Wissenslücken 34

Wissensquellen 95

Wohlfühl 57, 64, 66

Zeitpuffer 30, 78, 79

Zugpferd 91

Zusammenarbeit 52, 57, 65

Zuständigkeit 65, 69

zwangsbeglückt 85

Mehr Informationen auf www.osterholz-projektmanagement.de